創りつづけた
頸髄損傷35年の
生活の記録

頸損晩夏

上村　数洋　上村八代衣
畠山　卓朗　小島　　操　著

序文

創りつづけた日々

　上村数洋氏の著作『明日を創る―頸髄損傷者の生活の記録』（以下『明日を創る』と略す）が出版されたのは1990年の8月であった．上村さんはこの出版の9年前に，事故で頸髄損傷となり首から下の運動機能を失っている．この本はそのような体でありながらも，病院から在宅に戻って日常的な生活が送れるようになるまでを描いている．

　頸髄損傷とはいえ，上村さんはこの本の表紙を自身がパソコンで描くCGで飾った．そして本文ももちろん彼が自分で打ちこむ原稿で仕上げられている．彼をそこまでにしたのは，体調管理に力を尽くしてくださった医療関係者だけではなく，福祉機器の活用を支援し工学的な配慮を行ったリハビリテーションエンジニア，そして家族による支援の賜物である．

　『明日を創る』は，上村さんが突然の事故による失意の中から，どのように自立への道を探っていったのかの日々が，支援する人たちとの出会いや，支援機器の活用とともに克明に記録された著作である．それゆえに，この著書が同じ障がいを持つ人や，支援者たち（リハビリテーションエンジニアをはじめ支援機器の関係者たち，福祉関係の人たち，リハビリテーションにかかわる人たち）に広く影響を与えたことは言うまでもない．

　今，出版から26年の歳月が経過した．
　上村さんはその後も積極的に活動を続け，障がい者の社会参加や就労支援に礎を築いてきた．日常生活や身の回りの自立はもとより，障がいを持っても尊厳を持って働き，家庭を持って生きる．そのための環境整備に必要な政策提言も行ってきた．その努力は頸髄損傷という動かない体を駆使して並大抵のことではなかったと考えられる．まさに志高く「創りつづけた日々」であったと思う．
　そして気がついてみると今，彼も「高齢者」となっている．高齢となった障がい者の生活を含めこの26年間の活動をもう一度記録するこ

との必要性に気がついたのは当時の編集者の三輪敏さんであった．

三輪さんは歳を重ねていくことを含めた上村さんの頸髄損傷者としての活動と生活の記録をどうしても今ここに残して後継者に役立つものとしたいと考えた．三輪さん自身も高齢になっていたからこそ，前回の出版以後のライフステージの記録こそ価値があると感じたという．

そのような経緯でまた，この本の制作がはじめられた．そこに『明日を創る』の制作にかかわった畠山卓朗さん（早稲田大学人間科学学術院教授）と小島が呼ばれて26年目の座談会を行えたことは大変うれしいことであった．私たちは上村さんの受傷後に支援者として出会ったのであるが，今思えばいろんなことが試行錯誤の連動で互いに教えられることのほうが多く，だからこそ幸運な出会いであったと思う．久しぶりに会ってこの26年間を振り返って変わったこと，変わらないことを語り合うことは楽しかった．これからも互いに影響力のある関係でいられることを望んだひとときであった．

26年前，私たちはそれぞれに心の中に地図を描いたようである．その通りに歩めたであろうか．地図は書き換わらず目的地の変更もない．だからこそ雨の日も風の日も，とにかく少しずつでも前に進もうとして四人ともが明日を創りつづけた日々であったことを確認した．人が出会うということの尊さや，人に出会ったからこそ得られたかけがえのない支援や，その人のために必要な支援とは何かを考えつづけた日々を久しぶりに強く感じることができた．私たちはそれぞれに宝物のような出会いをしたのだとつくづく感じた．

上村さんはいつの間にか支援される側から支援する側になって仕事をしていた．支える，支えられるは障がいを越えたものとしてあることを身をもって証明している．そして私たちは掲げた志に向かって挑戦することをやめないこと，まだ四人とも旅の途中であるということも確認した．

最後に今回初めてこの本を手にした読者の皆様のために本の構成を紹介する．

第一部は上村さんに，事故による受傷から自宅での生活までの当時の

様子を『明日を創る』から一部再掲しながら，本人の想いや家族の想いを振り返っていただいた．

　第二部は支援技術や道具による支援を受けた自立生活の紹介である．さまざまな人に出会いながら，自分に合った道具で自分がなりたい自分になっていく様子，また，体調を管理しながら学会参加や障がい者会議など外の世界に出ていくきっかけを語っていただいた．

　第三部は社会参加・就労支援のための活動，第四部は受傷から35年を振り返って今後の活動と期待をつづっている．

　最後に第五部として私どもの座談会の収録と，上村さんの現在の想いをお聞きした．中部労災病院泌尿器科の小谷俊一先生，畠山卓朗さんにはお忙しい中インタビューや玉稿をいただいた．前岐阜県知事の梶原拓氏には特にお時間をいただき，そのお言葉をここに掲載させていただけることは光栄である．

　人との出会いは偶然であり，偶然と奇跡とは紙一重でもある．だから，いつでも奇跡は起きていると言えるのだが，それが人生を変えた奇跡であることに人が気づくのはしばらく歳を重ねた後なのかもしれない．そして，その出会いには必ず別れが訪れる．

　2016年12月，私たちは大きな大きな宝を失った．闘病中の畠山卓朗さんが逝去された．闘病中にこの本の原稿も校正していただいた．私たちは彼の分も生きなければならない，と強く思う．彼が残したもの，彼が言い続けたことをそれぞれの心の中に引き継いで伝えなくてはならないと．それがもうしばらくだけ生きる私たちの責務であると．

　その意味でも，この本をこれからのすべての世代に向けて上梓する．

2017年　10月

　　　　　　　　　　　　　　　　　　　　　　　　　　　小島　　操

目次

序文　創りつづけた日々 ……………………………………………………………… iii

第1部　受傷から在宅生活まで

第1章　受傷, 救急入院そして専門病院に転院 ……………………………………… 2
1. 受傷のとき―俺は生きているゾー！ ……………………………………………… 2
2. 俺, 治るかなぁ―救急病院にて ……………………………………………………… 5
3. 脊損専門病院に転院にして―中部労災病院の入院生活 ………………………… 11
　■ Interview/医療者の視点から　　小谷　俊一
　　　長期間腎機能を保った上村さんは優等生 ……………………………………… 19

第2章　私を支えた宝物 …………………………………………………………… 26
1. 私の三つの宝物 ……………………………………………………………………… 26
2. 子供時代から培われてきた感情 …………………………………………………… 27
3. 妻は今も障がい児のための指導員 ………………………………………………… 28
4. 愛より強い伝統的規範 ……………………………………………………………… 29

第2部　支援技術や人に支えられての自立生活

第3章　自立へ―支援技術との出会い …………………………………………… 32
1. 畠山卓朗さんとの日本一幸福な出会い …………………………………………… 32
2. 福祉機器を活用することは人間的でなく, 冷たいと言われたが… ………… 32
3. ページめくり機 ……………………………………………………………………… 36
4. 吊り具と電動車いす ………………………………………………………………… 38
5. 趣味を取り戻す ……………………………………………………………………… 40
6. CGを描く …………………………………………………………………………… 41
7. 頸損者からの質問に答えようと綴った原稿が後に『明日を創る』という本に …… 42
8. 自分にもできることがある（生きる自信） ……………………………………… 43

第4章　人との出会い ……………………………………………………………… 44
1. 第1回から「リハ工学カンファレンス」に参加 ………………………………… 44
2. 知事とのテレビ対談 ………………………………………………………………… 47
　■ Interview/行政の視点から　　梶原　拓
　　　中央集権から地方分権へ, さらに市民分権に ………………………………… 52

第3部　社会参加・就労支援活動に取り組む

第5章　海外の障がい者の事情から学ぶ ………………………………………… 62
1. 日米障がい者会議に出席 …………………………………………………………… 62

第6章　社会参加・就労支援のための活動を開始 ……………………………… 73

1. 就労を望む声 ……………………………………………………………… 76
  2. 就労を目指す前に必要な課題の解決に向けて ………………………… 76
  3. 夢の実現を目指して ……………………………………………………… 79
  4. 障がい者の社会参加を支援する ………………………………………… 80
  5. 重度障がい者の就労目指して …………………………………………… 82

第 7 章　バーチャルメディア工房ぎふの登録ワーカー紹介 …………… 83
  1. 取り組みの紹介—大垣 PC サポート …………………………………… 83
  2. 仕事を離れて ……………………………………………………………… 86

第 4 部　障がい当事者の立場から提言する

第 8 章　福祉工房「Kid's Dream」の取り組み ……………………………… 88
  1. 福祉工房「Kid's Dream」の取り組み—仕事と生きがい ……………… 88
  2. Kid's Dream の取り組み—世界中の匠が集まる ……………………… 90
  3. 障がい児の未来をひらく ………………………………………………… 91
  4. IT 環境のバリアフリー化に向けて ……………………………………… 92
  5. 障がい児の QOL の向上を目指して …………………………………… 95

第 9 章　35 年経った，今振り返る ……………………………………………… 96
  1. 何が変わったか …………………………………………………………… 96
  2. これまでに浮かび上がってきた問題点・課題 ………………………… 98
  3. 恩送り—Life Work ……………………………………………………… 99
  4. 受傷後心がけていること ………………………………………………… 99

第 10 章　障がい児・者の参加を考えるとき ………………………………… 101
  1. 理解を得るために—がんばればわかってもらえる …………………… 101
  2. 忘れられない人—7 年間がんばって結婚，三つ子の父に …………… 102
  3. 個人情報保護がなかったからこそできた ……………………………… 103

第 11 章　できたことできなかったこと—持続する活動のむずかしさ …… 105
  1　原点　思いが伝わらない ………………………………………………… 105
  2. 作業療法士（OT）への期待 …………………………………………… 107
  3. 行政への期待 ……………………………………………………………… 108
  4. 障がいは終わりのない旅 ………………………………………………… 111

第 5 部　そして今

  1. 座談会/未来に伝える—生きるための出会いと支援 ………………… 116

　　　　　　　　　　　上村数洋・上村八代衣・畠山卓朗・小島　操

2. 聞き書き/今,伝えたいこと,思っていること ……………上村数洋・小島　操　164

3. 寄稿/リハ工学の視点から　　　畠山　卓朗
　　　　人と人のつながりの中で,人は生きる意味を探している ………………173

4. 付録/上村数洋氏活動の記録………………………………………………………184

第1部

受傷から在宅生活まで

第1章　受傷，救急入院そして専門病院に転院
　① 受傷のとき―俺は生きているゾー！
　② 俺，治るかなぁ―救急病院にて
　③ 脊損専門病院に転院にして―中部労災病院の入院生活
　Interview/医療者の視点から
　　　　中央労災病院泌尿器科部長　小谷　俊一
　　　長期間腎機能を保った上村さんは優等生
第2章　私を支えた宝物
　① 私の三つの宝物
　② 子供時代から培われてきた感情
　③ 妻は今も障がい児のための指導員
　④ 愛より強い伝統的規範

第1章

受傷，救急入院そして専門病院に転院

■1 受傷のとき―俺は生きているゾー！

　上村：1981年12月1日，初雪の日に車で勤務先から帰宅途中に，車ごと長良川の河原に落ち頸髄の4番を損傷しました．手足の完全麻痺です．その当時の様子を『明日を創る―頸髄損傷者の生活の記録』（三輪書店，1990年発行）に書きましたが，26年前の本ですのでお読みなっておられない方も多いと思います．少し長くなりますが，まずは抜粋させていただきます．

映画の回想シーンのように

　1981年12月1日，その日は朝から冬の冷たい雨が降っていました．その雨も，連日のように続いていた残業を終え，事務所を出た夜8時半頃には，みぞれに変わっていました．（中略）

　車で走ること約15分，私の通勤コースの途中には，標高差で800メートルほどの峠を越さなくてはならなかったのですが，その上り口まで来ると，みぞれは大つぶのぼたん雪に変わり，前が見えないほどフロントガラスに飛び込んできました．

　ワイパーも雪にまぶかり（注：雪がエビフライの衣のようにワイパーブレードに凍り付いた状態のこと）まったく効果がなくなるほどで，時々止めては凍りついた雪を落としながら，全神経を右足にこめアクセルを微妙に踏み込みながら走りました．踏み込みが少しでも弱かったり，逆に強すぎても後輪が空転し，後ずさりを始めるのです．ふだんの2倍以上の時間をかけて，やっと峠についた時には雪もやみ，綺麗な月が黒い雲の合間から顔を出していました．

　ここからは全て下り坂，一度車を降りて深呼吸をする．これはここ何年間雪のこの峠を通る時の私の癖のようなもので，これによって神経の緊張を和らげるのです．（中略）

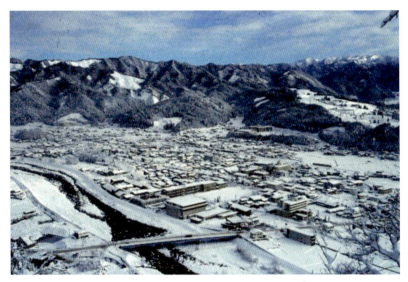

写真1　受傷した長良川河畔はまたたく間に一面が雪でおおわれる

　（ふたたび）車に乗り込み，サイドブレーキを外し走り出すと，「あれ？　おかしい！」アクセルを踏んでもくいつきがない？　ブレーキを試しに軽く踏んでみても効かないのです．何回となく試すが駄目．前を見ると，ヤバイ！　一の瀬橋が迫っていました．ここは県道とは名ばかりで，対面一車線複路のはずなのに，上り一車線分しか橋が架かっていないのです．ハンドルをきっても車はまっすぐにその橋のない方に，岩だらけの谷川めがけて進んでいるのです．距離にしたら20メートルとはないはずでした．

　「どうしよう？」でもなぜか冷静で，よく見る映画のように，色々と考える時間がありました．（中略）

　暗闇の中，ライトに照らされて白のガードレールや杉の木，橋げた，谷川の護岸の石などが飛び込んでくる．続いて，鈍い音とともに凄いショックが体を襲いました．グシャグシャ，ガチャガチャと，おそらく車が仰向けに転がりウインドーなどが壊れる音だったと思います．（中略）

そこに見えている自分の手が動かない

　音もやみ，どうやら車も静止したようなので，さあ外に出ようと思って体を動かすのですがそこに見えている自分の手が動かないのです．

「おかしいな？　挟まっているのかな？」その時の私は正直その程度に簡単に思っていました．（中略）

　不気味なほど冬の静けさの中，私の耳には，時々私の髪を洗うかのように谷川の水の流れる音が，チョロチョロ聞こえてくるだけでした．その音を聞いていると，気がくるいそうなほどの不安とともに，妙に気分が落ち着くような眠気が襲ってくるのです．
　時々ウトウトしながら，また振り出した雪が顔を叩くのに起こされ，「いかんいかん！　ここで眠ったらおしまいだゾ！」と自分に言い聞かせながら，わずかに動く頭を，押しつぶされた車の天井にこすりつけ，眠気と戦っていました．
　「このまま眠ったら，楽になれるのになぁー」と何度思ったかしれません．寒さと眠気，苦しさから自分でもわからない内に，気持ちに空洞があくというのか，気が遠くなることが多くなり，そのつど「いかんいかん！　死ぬぞ！」というのと，「眠りたいなぁー」の葛藤が続きました．と同時に，私の中には「俺は見つかりさえすれば絶対助かるのに，見つからなければ…悔しいなぁー」と，その時は自分の状態も知らず，妙に自信というか，生への執着があったのです．（中略）

モウロウとしていく意識の中で

　混沌とした状態がどのくらい続いたろうか？　ずいぶん長く感じ（実際には，9時過ぎに落ち，10時半過ぎ頃に助けられたのだから1時間半ほどのことなのだが）まもなく夜が明けるとさえ感じた時，ドヤドヤっと賑わしい声が耳に飛び込んできました．在所からの助けでした．
　むろん，その中に，娘を寝かせたとたんに「車が落ちたゾー」と人を集める声に，一瞬のうちに私だと直感し，飛び出して来たという妻の声もありました．
　遠くからの救急車のサイレンの音が聞こえだすなか，「首が痛いから，ソォーっとやってくれ！」「車は起さんでくれ！」というのも届かず，アッという間に仰向けになっている車は起こされてしまいました．この時の痛みと言ったらたとえようがありません．その上，車から引き出され担架に運ばれ，やっと救急車が走り出したら，山道で揺れ，ただ一人首を支えてくれる妻に，しきりに痛みを訴え，体の異変を告げたそ

うですが，この時の私はなぜか妻の声ははっきり覚えているのに，妻の顔を見た覚えがないのです．私は意識があったと思っているのですが，妻は瞳孔が開いていたと，あとになって教えてくれました．

　雪道をやっとの思いで病院に着き，ふだんは縁がなくて遠目に眺めていた病院を，担架に寝かされ下から眺めて玄関のドアをくぐると，中から暖房の暖か味が顔を包みました．「ワァー，暖ったかい！　助かった！」と思ったとたんに私に意識は途絶えました．

（『明日を創る』，三輪書店．1990年より抜粋引用）

2 俺，治るかなぁ―救急病院にて
（1981年12月2日から1983年3月15日）

死境で見た夢

　私が気がついたのは，次の日，頭の上でレントゲン写真を見ながら，何やら相談している医師の声にでした（後日，妻の話によれば，救急車で運ばれたものの，外傷もなく，あまりの重症に手当てのほどこしようもなく，レントゲンを撮っただけで，様子を見るため，観察ベッドに寝かされていたとのこと）．

　次に気がつくと，酸素テントが張られた病室の中で，私を取り巻いて，家族や親戚の顔がのぞいていました．初めて経験する酸素テントでしたが，その時の私は，自分の置かれている状況や事態を理解するにはほど遠く，ただ息が楽だと思っただけで，また意識がなくなりました．でも実際には，この時の私は無意識のうちに，事故の前後のことを事細かに，「もういいから」という家族の声も聞こえないかのように，繰り返し繰り返し説明し，悔しがっていたようです．

　おそらくこうした昏睡期間は2～3日，イヤ！　4～5日あったことと思われます．そしてこの間は，ウトウト寝入るやいなや，急に胸が詰まったように苦しくなり，鼻や口をふさがれでもしたような息苦しさに，火のついたように飛び起き，イヤ！　意識が戻りました．そんな私の異様さを家族が何かにとりつかれたものを見るような目でのぞき込んでいました．その時の私は決まって同じ夢を見ていたのです．

　それは，真っ暗な崖っぷちに立っていて，目の上のほうで，何やら紅

いものが光っていて（実際には，病室のナースコールのランプ），それを取りに行こうと足を踏み出す．と急に目の前のドアが開いて（崖の上に立っているはずなのに），崖から足を踏み外し，真っ暗な谷にどんどんどんどん落ちていく，そんな夢でした（中略）．

この時の夢から慌てて我に帰るたとえようのない苦しさに，深い眠りに入ることや夜が来ることが怖くなり，先生に頼んで夜通しラジオをかけていたように思います．たぶんこの時が，俗にいう死境をさまよっていたのではないでしょうか．

（『明日を創る』，三輪書店，1990 年抜粋引用）

上村：病院に運ばれたとき，親戚を集めるようにと医師から言われたみたいです．でも私自身はそんな気はさらさらなく，「俺は何ともないから皆んなに帰ってもらってくれ」って言っていたようです．

八代衣：瞳孔も開いていて，おかしかったんですが「俺は死なんで！」と言うのです．そして，「皆んなに帰ってもらってくれ」と言うので，親戚は葬式になると思って廊下で待機していたのですが，廊下に行って「申し訳けないですが，本人が頑張るようなので，ひとまず帰ってくださるように」とお願いしたのです．

周りの人は本人がショックを受けないようにと気をつかって，症状については誰もが口にしませんでした．私も色々な情報をいただいていたので，治らないとはわかっていましたが黙っていました．先生からは最高で3年，まあ3カ月もてばいいって言われていました．先生に「こういう怪我の状態の人で生きている人があったら，専門書でもいいから見せてほしい」とお願いしてみました．すると「あんたにはむずかしい」と言われたのですが，参考になる本があったようで，先生が「この人生きているよ」と言われて持ってきてくださいました．その人は 50 歳でしたがその本を見たとき「生きることができるんだ」と思い嬉しくなったこと．そしてこの先何とかすれば生きられるのだという確信を得た気がしたのです．

それまでは3日で死ぬと皆がそう思っていました．

俺だけが道化―すべてを知っていた妻

その頃の私には，先生の優しさと配慮から，何も本当のことは知らさ

れず，私の問いかけにも，決まって「そのうちよくなるから…」としか返ってこなかったのです．もちろん，妻はおろか誰も本当のことは教えてくれませんでした．後になって妻から知ったのですが，医師の口から，将来にわたってまったく歩けないこと，「3年もてばいいほうだ！」と宣告されていたようです．私の父親は，そのことを体の弱いおふくろに心配させてはと，一言も話さなかったそうです．

　「医師告げし　　残り少ないわが余命　　心で殺す父の思いかや」
　これは，病院でそれを知った時に浮かんだものです．

　その日を境に，それまでは昼間はおふくろに任せて勤めに出て，夜だけ付き添ってくれた妻が「3年しかもたないのなら，その間だけでも心おきなく介抱したい！」と，仕事を止め，付き添いに専念してくれることになりました．（中略）
　その頃の私は，何も本当のことをいってくれない周りに業を煮やし，いつまでもいっこうに好転の兆しもないことに，不信感を抱き始めていただけに，妻の厚意が素直に受け止められず，心の片隅には自分の症状を認めたくないという気持ちもあって，何度となく，つっぱね，無視をし，時には妻に憎悪の言葉すら吐きました．
　ある時一人でテレビを見ていると，たまたま頸髄損傷を取り上げた番組が流れていました．（中略）
　ところが番組の中では，私と同じ頸髄損傷者の場合は，事故の現場ではまず完全に固定してから運び出すことや，早期のリハビリの必要性を告げているのです．一つ一つを自分に当てはめながら聞くうちに，あまりに無謀な応急手当しか受けなかったと，顔から血の気がひく思いでした．完璧な手当てを受けた場合でも，四肢マヒは免れないといっていたのです．だったら私は？
　帰るのを待つかのように妻にその話をしました．その時の私は，当然妻が一緒になって悲しんでくれるものと思い心の底でそのことを期待していたのですが，すでにすべてを理解していた妻は，さほど驚く様子もなく，努めて笑顔で私を力づけようとさえしたのでした．
　妻が理解を示し，明るくすればするだけ，私の心は悲しいやら腹が立つやら，その時の私は将来にわたって動けることのない悲しさよりも，いつまでも真実を伏せられていたこと，自分一人が何も知らないままひ

たすら治ると思い，見舞いに来てくれる人にソウ話しかけていたことが，惨めで道化に思え，そのやりきれなさを妻に，自分でも自分がわからないくらい無茶苦茶ぶつけました．

現実を突きつけられ，完全に打ちのめされた私は，この時もこれ以降にも，どうしても気持ちをコントロールできなくて，たまらなくなった時は，用もないのに妻を買い物に行かせ，一人で大声で泣きました．

娘に謝りたい

それまでは，そのうち治ると思っていましたし，ふがいない自分を見せたくなく，娘は叔母に預け（娘には，お父さんは出張している，と言っていました），「治るまでは会わん！」と言っていました．ところが，ふとした手違いから会うことになったのです．

その時までは，叔母が見舞いに来ても，一緒に来た娘は病室の前で待っていて，決して中に入ろうとも，のぞこうともしませんでした．（これは幼心にも状況を察知し，あえてそうしていたのでは？そう思えてなりませんが）．が，その日に限って見舞い客が続きドアが開け放しになり，外で遊んでいた娘に否応なしに見えてしまったのです．ドアの外で，変な顔をしてジーッと中を瞬きひとつしないで見ている娘に，その場に居合わせた誰もが，ドアを閉めることができなかったのです．

覚悟を決め，いざ会うことにしましたが，娘を見たとたんに胸が詰まり，熱いものがこみ上げてきて，私のほうが先に泣いてしまったのです．そんな私を見ても，娘は呆然とあっ気にとられているだけ（後になって娘が話したのによると，頭は牽引の跡で先端だけ丸坊主，戦に負けチョンマゲのとけた侍のようになっていて，私ではないと思った）でした．

娘が無性にいとおしくて，一言謝りたいのですが，言葉にならず，つい先日までやっていたように娘を抱き寄せ，思いっきり頬ずりしたいのに，手も出せなければ，近寄ることもできず，ただ顔を見合わせて泣くばかりでした．

我慢をしようとするのだけれど，涙は次から次にあふれました．あのときほど悲しくて惨めな思いをしたことはありませんでした．

理由のわからない熱

　その頃，わけのわからない熱が，それも短時間に39度近くまで上がるということが多くなりました．それと同時に，尿に何やらヘラヘラした，薄い石のようなものが混じって出たり，尿がよく濁るようになったのです．また交換をした直後の留置カテーテルのバルーンが頻繁に破けて抜けるようになったのです．

　時には，何かに当たって入らないこともありました．

　妻は知識もないくせに，結石のせいではないか？　と，何度も医師に掛け合ってくれました．（その後の病院で，妻のいう通り膀胱内に尿酸などの老廃物が薄い石のようになって溜まったためとわかりました）．が，むろん聞き入れられるはずがありません．やっとレントゲンをとってもらったのに，凄くわかりにくくて，泌尿器の専門医でないとむずかしいとのことでした．

（『明日を創る』三輪書店，1990年より抜粋引用）

八代衣：その病院には1年と3か月いました．その病院は排泄の対応が十分でないと思いました．「食べたら出すっていう基本をちゃんとしないと生きていけないのに，この状態で，このままこの病院にいたら大変なことになるな」と思って，どこのお医者さんがいいか必死に探しました．そのうちに中部労災病院泌尿器科の小谷俊一先生の名前が出てきて，この先生を訪ねてみようと思ったのです．主人をおいて一人で行きました．先生に診てもらいたいと頼みに行ったのです．着いたとき病棟の様子を見てうす暗く感じました．「これは主人ときたらもっと陰気くさくなるな」って思って，「やっぱり止めようかな」と迷っていましたが，そのうちに結石ができて，おしっこのときに石が出てくるようになったのです．

上村：留置カテーテルを入れていたから，膀胱内には石ができやすいそうですが，まさにその状況になったのです．

八代衣：バルーンの先のところからおしっこが出るようになっているけど，膀胱の底におしっこがたまり，細菌もついたのか，毎日40度近くの熱が出ました．病院でアイスノンを貸してもらいましたが，すぐに溶けてしまい何度も詰め所に交換に通いました．あまり通ってくるので看護師の機嫌が良くありませんでした．どうにかしたいと，氷屋さんに行って，氷を買ってきてずっと冷やしていました．でもそれをずっと続けることも大変です．それで院長に製氷

機を設置して貰えないかと頼んでみました．

　しばらくすると廊下に製氷機が設置してありました．そのときは本当に嬉しかったです．

　200円を投入して氷枕に一杯入れて冷やしたのです．

　このように何度も冷やしてばかりいるのもいいのだろうか，大丈夫か？　毎日40度の熱が続いたらおかしくなって死んでしまうのではないか，と思い直して中部労災病院の小谷俊一先生にもう1回頼みに行きました．ベッドが空き次第ということでしたがすぐに空いたと連絡が入りました．即刻入院です．以前入院中の病院から出るには，この病院には無い科を選ぶことが転院しやすい条件と思って，この病院に無い泌尿器科にかかりたいことを，一度主治医に話したことはありますが，本気にはしてみえませんでした．今回「専門の泌尿器科に転院します」と言ったら，「俺も医者やそれくらい……」と言われました．急に「検査します！」ということになりました．膀胱検査，心臓検査，レントゲン撮影が続きます．あれします，これしますって大忙しです．これまでデータ撮りがしてなかったのだと気づきました．明日行かないといけないのに．前の日にめちゃめちゃ検査して，その結果を持って転院することになったのです．

　そうしたら主治医から「上村さんには，奥さんがいつもついていて，奥さんが看護婦さんみたいなものだから，転院には看護婦はつけずに行ってもらいます」って言われるのです．「熱は出るし，それは困ります！　私は看護婦じゃないから付き添えません，でも一緒に乗っては行かせてもらいたいです」と頼みました．救急車に一緒に乗って，患者の主人が上向いたままの状態で道案内して病院に行ったのです．

　—その間，お二人はお仕事してないですよね？

　上村：私は半年休んで休業手当をもらっていました．

　八代衣：それまでは私は病院から仕事に通っていました．私がやめたら食べていけないと思っていました．

　転院したときは，私は生活のために辞められないけれども，すぐに死ぬのなら辞めて悔いのない看病をしなければならないと思っていましたので．辞めてこの人についていきました．着いたとき，看護婦さんから「ここは完全看護の病院だから帰ってください」と最初に言われたのです．えー！　仕事を辞めてきたのに何それ！　と思って「私は帰りません！　仕事も辞めて介護の方法を学ぶために来たのですから付き添いをお願いします」と言ったのです．そうし

たらそばにみえた小谷先生が少し考えて,「じゃ奥さんは介護を覚えていってもいいのではないでしょうか」と言われたのです.

上村：そういう意味では,この本に小谷先生のお話を載せていただけるのは有難いし,小谷先生がお話の中で「脊髄損傷のケアが労災病院の存在意義の1つ」と言っていただけたのは有難いですね.

八代衣：いまでも印象に残っています.「先生,私帰りません！」って言ったことで,本当に何でもやらせてもらいました.注射以外は全部私にやらせて貰えたのですよ.おかげでたくさんのことを覚えることができました.

3 脊損専門病院に転院にして—中部労災病院の入院生活

(1983年3月15日から10月1日)

カテーテルを外す

朝早く出た私達は,途中何回も休憩をとり,事前に聞いていた入院時間をはるかに過ぎた午後2時近くに病院に着きました.（中略）

入院手続きをしに行っていた妻が不安な顔をして戻ってきました.この病院では,完全看護で付き添いさんは頼めるが,家族の付き添いはできないというのです.それまで妻に付き添ってもらい,それが当たり前のように思い込んでいた私は,急に不安になり,えらい所に来た！　できるものなら引き返したいと！　さえ思いました.妻も当然付き添えると思っていたらしく,私が口を開くより早く,「いっぺん先生に相談してみようか？」といってくれました.（中略）

小谷先生と婦長さんと相談の結果,家庭に帰ってからの介護を習う,ということで許可になったらしく,この時はどホッとしたことはありませんでした.

その日は,受け入れの手続きや問診にあわただしく出入りする看護婦さんとの応対でアッという間に進み,夕食も終え,同室の人達と挨拶をし始めた時,看護婦さんが来て,突然「カテーテルを外してみましょうか？」と言われました.それまでの病院では1年2カ月の間私はズーッと留置カテーテルを付けていました.なのに,転院したその日に,いとも簡単に,それも看護婦さんが…,医療の違いを感じずにはいられませんでした.

（しかし結局）初めてのカテーテル外しは，空しく空振りに終わり，再度カテーテルを装着してもらいました．そのとたん，頭はスッキリ，首筋は汗がヒンヤリ引いていく思い，一気にお腹は楽になりました．と同時に，失敗したショックと先行きの不安が襲ってきました．

（『明日を創る』，三輪書店．1990年抜粋引用）

ついでに石を取りますか？

　翌日の朝は朝食抜きで，朝一番からさまざまな検査をしました．

　長い検査がすむと，ふいに先生が「今ついでに石を取りますか？」と言われました．私はそんなに簡単に取れるものと思っていないし，石を取るには手術をしなくてはいけないと思っていたので，「ここでですか？」と聞くと，「エエ．簡単ですから」との返事に．ポカーンとあっけにとられていると，サッサと準備をしながら，細くて黒いケーブルの先に小さなランプの付いたものを見せて（これが内視鏡でしたが，その時まで私は見たこともなくて知りませんでした．）「これをカテーテルのように通して，なかを見ながら取ります」という説明．エエッ！　まさかそんな物が通るはずはないのに？　神経がなくて痛みは感じないものの，思っただけで身がすくむ思いで，奥歯には思いっきり力が入り，動かないのに手にはこぶしを握り締めるくらい力が入りました．

　大きなビニールのいれものに入った水を何回も何回も取り換えながら，先生たちが私の開いた足のあたりで一生懸命取り組んでおられました．

　そのうちに．「これが貴方の膀胱ですよ」といって，そばにあったテレビ画面を見せられました．その画面がグルーッと回ったかと思うと「これが石ですね，まだ沢山残っています」．もともと気の小さい私は，その画面をまともに見ることができず，おそるおそる横目で眺めたのを覚えています．その時の私の目には画面よりも，周りの床が出血と水とで真っ赤になっていたことのほうがショックで，重大なことのように思えました．（中略）

　妻もかなり心配をしていたらしく，食事も忘れて待っていてくれたようでした．

　「今，検査のついでに石も取ってもらった」と言うと，私同様信じられない様子でしたが，そこへ先生が来られ，試験管のような入れ物に

いっぱいの石を見せながら「これだけありましたよ」と言われると，とても不思議な物でも見るように，それが膀胱の中にあった物だということも構わないで，いつまでも手に取って眺めていたのが印象的でした．

脊損病棟の人びと―Yさんが教えてくれた体調管理

　石を取ってもらってから，括約筋の切開をするまで約3週間ありました．この間は何もすることがなく，ちょうど病院の庭には桜が満開になっていて，よく同室の人（同じ頸髄損傷で10年近く入院中だというYさん．Yさんは私より少し程度が良くて，何とか車いすがこげる．）と散歩をしました．（中略）

　散歩のさいに，外がポカポカ温かいと，決まって風邪をひいたように鼻がつまり鼻水がでて，それまでの病院ではこんな時はすぐ風邪だということで，抗生物質の注射をしてもらっていましたが，それが頸髄損傷の特徴だということを初めて教えてくれたのも，本当に口数の少ない，暇さえあれば囲碁に熱中していたYさんでした．これ以降外出の時には上着を1枚余分に持ち歩き，それを脱いだり着たりすることで温度調節をするように心がけるようになれました．（中略）

　その彼は，かなり前から腎臓が逆流現象を起こしていて，いつも白濁したオシッコをしていて，いつ尿毒症になるかしれない，と自分でも言っていましたが，その通り知り合ってから約4カ月後に，最初は風邪でもひいたようなセキをしはじめ，やがて，彼の言う通り尿毒症にかかりました．彼は個室に移されてしまいました．（中略）

　3日後に彼はなくなりました．私はその場に居合わせることはできませんでしたが，直前に部屋を訪ねた妻に「頑張れヨ！」と一言，彼は私に言い残してくれたそうです．

医師への信頼のめばえ―括約筋切開術を受ける

　4月（1983年）の終わりに，括約筋の切開をすることになりました．

　うまれてからこの年になるまで，盲腸以外に手術の経験のない私にとって，ましてや痛みも感じない，全く動けない状態での手術は，不安の一言，まさにまな板の上の鯉の心境でした．

　手術室の天井の電燈の異様な冷たさ，独特の消毒の臭い，それら全てが不安を一層かきたてました．

病室を出る時，催眠性の注射を打ってきたのに，またまた神経がなくて痛みを感じない背骨に麻酔が打たれる．それでも気持ちが高ぶっているせいか，全く効いている様子もないまま，手術は始まりました．

　おそらく神経があれば，麻酔は打っても多少は痛みを感じるでしょうが，自分がされていることを，医師達の話し声や様子から想像するのは何とも言えない不安なもので，この時ほど痛くてもいいから神経があってほしいと願ったことはありませんでした．（中略）

　その夜から，珍しく点滴を受けることになりました．術後も特別熱も出ることもなく，傷が治るまでの間2週間ほどは車いすも許可されず，部屋に閉じ籠りの状態になりました．この時驚いたのは，労災病院では手術後2日までで，3日目にはよほどのことでもない限り，もう点滴は外されてしまうのです．前の病院では1年くらいの間，毎日数本の点滴や注射を受けていたので，自分の体に注射は必要で当たり前だと思っていただけに，この早さには驚くとともに，こんなに早いと治らないのでは？　という不安さえ持つくらいでした．

　こうした必要最小限にとどめる治療は，注射だけでなく薬にも言えました．それまで当然と思って，何の不安も疑問も持たず飲んでいた薬でしたが，逐一何の薬で，何に効き，どんな副作用があるかまで，説明してもらえるのです．（中略）

　私がこの時，全面的にこの先生を信頼し，100％安心して任せられる思いになったのは言うまでもなく，その気持ちは今も続いていて，近くの病院で用が足りるのに，わざわざ片道3時間もかけて名古屋まで出かけて診察を受けているのです．

打ち砕かれた希望―リハビリさえ受ければ何とかなる

　括約筋の切開手術の後，色々な検査をすませ経過が良いことから，泌尿器科はいつ退院してもよいことになりましたが，それまで全くリハビリの訓練を受けていなかったので，泌尿器科病棟に居させてもらって，少しの間リハビリ訓練を受けるために，整形外科を受診しました．

　ところが，私を診てくれた整形外科の中島部長の口から，それまで一度も面と向かって言われたことのなかった，「治らない！　もう元には戻らない」旨と，リハ訓練の手遅れを告げられたのです．その頃の私は，周りの頸損患者の状況を見るにつけ，おおむね自分の置かれている

状況と将来についても理解しかけていたし，徐々に自分の障害を認めかけていましたが，たしかにショックでした．

しかし，その時の中島部長の宣告は，それほど私の心を徹底的に打ちのめすこともなく，絶望感でいっぱいになるようなものでもありませんでした．私に同情的でもなく，それほど言葉を選ばれている様子もなく，事務的でもなく，一度に衝撃を受けないような配慮の行き届いた，実にスムーズなものでした．

その場はリハビリを頼んで病室に戻りました．

この時の先生の言葉が私の中で消化しきれなくなって，落ち込みしょげるようになったのは，2日過ぎてリハビリ訓練に入ってからでした．

いざ訓練に入って，運動療法（PT）にいくと，広い体育館の中にさまざまな訓練機器が置かれていて，老人や脊損をはじめ，さまざまな障害の人が一緒に訓練をしていました．でも，そんな中でいつも私は何もすることがなくて訓練の先生から他動運動の訓練を受けて終わりになるのでした．他の人達は，手すりにつかまり歩く練習をしたり，ロープを引っ張ったり…，それを横目に帰るのは，本当に寂しいものでした．

一方，作業療法（OT）の訓練も，毎日毎日目の前のローソクに火をつけて置かれ，それを息で吹き消すわけですが，わずか30cmしか離れていないのに，吹いても吹いても火はユラっとするだけで全く消えないのです．そればかりか，口先に神経を集中してプウプウやっていると，目まいがして目の前が真っ暗になってくるのです．

ローソク消しは30分位続くのですが，1本も消えない日が何日も続きました．さらにヘルプアーム訓練，手を吊るして肩の力などを使ってロープに吊るしたおもりを引っ張る訓練で，他の人達はスムーズに手や肩を動かしているのに，私はいっこうに動かないばかりか，どちらかの手に力を入れれば体を支えることができず倒れかかる始末で，バランスをとるだけで精いっぱい…

リハビリさえ続ければ俺だって何とかなる！　私の中にあったほんのわずかな期待は完全に打ち砕かれました．

主任看護婦さんに叱られて吹っ切れた気持

また，この頃，同じ時間帯に訓練に来る人の中に，新幹線の工事の感電事故で両手両足を根元から切断された人がおられましたが，この人は

電動車いすを使ってどこへも出かけられ，その行動力には圧倒されました．

　この人が，義手を使って食事の訓練をされているのを見て，私たち頸損は手足があっても使えないのに，手足がなくても使える義手・義足に羨望を抱きました．両手両足はそろっているのに使えない，俺の手足は一体何なんだ！　とつくづく思い情けないこともありました．

　そんな私の心にも，日頃は無愛想でとっつき難く，うるさいと思っていた主任看護婦さんの「貴方はまだまだ幸せなほうだ！　世の中にはもっともっと不幸な人だっているんだから」「何を甘えているの！」等々，顔を見るたびに叱り，励ますように声をかけたり，事細かにいろいろアドバイスをしてくれることによって吹っ切ることができました．

退院の準備

　リハビリの訓練を受ける一方で，治らないのなら少しでも早く家に帰って娘と暮したいと思った私たち夫婦は，退院に向けての指導を受けるようになりました．

　そこで，中島部長から，その後の私の運命を変えることになるECS（環境制御装置）の存在を知ったのです．

　それが日本で，しかも病院と同じ敷地内にあるリハ工学研究室（当時の名称は義肢センター）で研究されていて，間もなく実用段階に入ることを聞き，早速そこへ連れて行ってもらうことにしました．そこで出会ったのが，私の人生を大きく変えることになり，私を指導し導いてもらうことになる研究員の畠山卓朗氏（現早稲田大学教授）でした．

　この日から私達夫婦のリハ工学センター通いが始まりました．この頃の私達は，どうせ治らないのだからリハビリに行くよりと勝手に決めて，工学センターに何かと相談に行くか，家庭でうまく生活をされている人の話を聞くと，車いすごと乗れるハンディーキャブのタクシーを頼んで，訪問をし，話を聞くことを繰り返すようになりました．

　ただこの頃の私は，ガンとして前のことを振り返ることに拒否反応を示していて，ECSを自分のものにしたくて，設置するための話し合いをしているのにもかかわらず，自分の評価は何も話さないという矛盾した日を送っていました．

（『明日を創る』，三輪書店．1990年より抜粋引用）

病院を抜け出して，頸損者のお宅を在宅訪問

八代衣：私たちはリハビリ室の担当の OT にとってはすごく扱いにくい患者でした．リハビリを 20 年 30 年やってみえる人を見るにつけこんなに長く……，それなのに治ってない．そんな所にいてリハビリやっても仕方がないと思い，毎日リハビリの時間になると車いすに乗ったままで乗車できる当時唯一のタクシーを呼んで，外出したのです．同じ頸損の人のお宅を訪問していました．出会った人から情報を聞きながら，「どこかに同じ人はいないかな？」と思い，探し求めて，名古屋市や，東海市のほうまでタクシーで見学に行きました．私たちの生活をどう作るかの参考がほしくて．

私たちには子どもがいました．子どもと離れ離れの生活が嫌で「早く帰りたい」とばっかり言っていました．だいたいこんなもんかっていうのがわかったら帰ろうと思っていました．何十年入院していても治らないなら，それよりもこの先どんな生活ができるのか調べたほうが役立つだろうと．そこら中をまわって，家の設計をイメージしながら「これならいける」と思えた段階で退院して帰ってきました．病院では「上村さん，そんなに早く帰ってどうするの！最低 3 年はいて！」と言われましたが，治るのならいるけれど，治らないならいても仕方ないと思って帰ってきました．

上村：妻とはしょっちゅうけんかしていますが，その点だけは妙に波長が合ったのです．何も頸損に対しての知識がないけれど，頸髄損傷の人が訓練しているのを見て，治るなら 10 年でもいるけど，治らないのならすぐにでも出たいと思いました．

八代衣：お金もないし，福祉制度を絶対活用しようと思いました．福祉制度は自己申請しなければ何も手元には届かない仕組みだったから，病院のケースワーカーに相談しました．「今度来るまでに調べておきますから」ということが多かったのですが，何度も足を運びお願いしてきました．問いたこと全部を市役所に相談し「こういう準備をしたい」といってお願いしました．たまたま運が良かったのは，ちょうど家を壊して，主人用に増築していたところでしたので制度を活用することがスムーズにできたのです．

上村：家ができるのが 10 日遅れたことから今の現実が始まったのです．さきにお話した通り，その間に雪が降って，車が長良川の河原に滑って落ちて怪我をしたので．新築した家に入らず病院に入院したのでした．

――奥様の行動力はどこから生まれてくるんですか？

八代衣：私は主人の介護のために生まれてきたわけじゃありませんから．い

ろいろ動くのは自分のことをやりたいからです．自分の時間を作るには，この人が自立しないとできないじゃないですか．早い自立を望んでいたのです．

　上村：労災病院に行ってリハ工学の畠山卓朗さんに出会いました．その当時に畠山さんみたいな存在に出会えたのは，おそらく私が一番最初だと思います．それ以降も限られていると思います．地域によっては条件にめぐまれない障がい者がいるわけですが，情報がないぶんすごく不幸だと思います．今はこれだけインターネットが発達したけれど，インターネットをのぞく手段ができていない人もいっぱいいるわけで，それを知っていただくためにも，自分が受けたことを新聞やテレビ・雑誌等に紹介してもらうことでご恩に報いることにならないかと思い躊躇なく紹介してきました．

Interview
医療者の視点から

長期間腎機能を保った上村さんは優等生

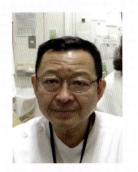

中部労災病院泌尿器科 部長　小谷　俊一

――お久しぶりでございます．以前は学会でときどきお目にかかりましたが，ご挨拶させていただくのは脊損センターの岩坪暎一先生らとの共著「脊髄損傷者のための性と出産のガイドブック」（三輪書店）の出版以来です．今日は，上村数洋さんのことでお話をうかがいにまいりました．

小谷：回顧録ですか．

――いえ，ご存知のように，先生にもご寄稿いただきましたが，27年位前に私は上村さんの『明日を創る』（三輪書店，1990年）という書籍を出版しております．

小谷：はい，それには私も寄稿させてもらいました．

――受傷から30年近くたってしまいました．上村さんはあのような見事な自立を果たされましたが，やはり年齢の経過とともに，いろいろな問題が出てきているようです．経過についても，全体を見ていかないといけないと思いました．なぜ先生にお願いしたかと申しますと，上村さんご本人はいつまで先生に診ていただけるかということを，とても心配されておられます．

小谷：いまでも通ってみえますよ．

――ええ，先生がこの病院をいつ辞められるのか，辞められたら大変だと不安を感じておられるようです．

小谷：それは後任者がフォローしますよ．

――その，後任者に変わられるのがご心配のようです．やはり信頼できる先生との関係性が重要のようです．そういう医学的な面での安定が前提にあって，自立への道とか，能力の開発とか，そういうことが立派にできていたと私は思っております．

一般的にいうと，障がいの問題に関しては極端な場合慢性期には医療不要論のような意見まであります．上村さんの場合はきちっと医学的管理ができていたというのが自立のプロセスの中で大きい要素だと思います．彼もそのことは知っています．先生がお会いになったころのこととか，彼にどういうケアをしてきたとか，さらにもう少し広く脊髄損傷の方の場合の，基本的な医学的問題についてお話をうかがいたいと思ってまいりました．

　加えて，もしできれば先生ご自身の研究の状況についてもお話をうかがいたいと思っています．

膀胱結石の予防的処置で括約筋を切開

　小谷：ずいぶん古い話ですのでカルテを調べながらお答えします．えぇっ，上村さんは1981年12月1日，山道を運転していて，交通事故にあい，頸椎の第4番を損傷して，完全麻痺となられました．

　はじめの2年ほどは地元の病院で，尿道からフォレイカテーテルを膀胱に留置されていました．していたのですけれど，1983年の3月11日に当科に紹介されてこられました．膀胱結石がいっぱいできていました．どうしてここにお見えになったかは忘れてしまったのですけれど．まあ労災病院は脊髄損傷の患者さんをよく診ているので，それで見えたのでしょう．

　膀胱結石がたくさんできているということでお見えになって，5日後に，内視鏡を入れて膀胱結石を砕く手術をやりました．そのあと括約筋切開術といいまして，解剖学的に言うと，上から膀胱があって，前立腺があって，尿道がありますが，前立腺のすぐ先に括約筋があって，普通はここが閉まっていますから尿が漏れませんが，排尿するときに開くのです．

　括約筋切開という手術が，当時よくやられていたのです．わざと内視鏡でその括約筋というバルブを壊してしまう方法です．そうすると，バルブが開けっ放しになって，垂れ流し状態になる．しかしそのほうが尿が膀胱に残らないので腎臓機能にはいいのではということで，上村さんにも施行いたしました．上村さんもそれ以降ずっと尿失禁の状態で，集尿器を足元につけて，それで管理していました．

27年後に腎結石が再発，尿路感染症を発症

小谷：奥さんの管理がいいこともあって，その要素が大きいのですが，以後ずっと調子がよかったのです．1983年4月14日に括約筋切開をして，腎臓機能などもずっと調子がよかったのです．それがちょっと狂いだしてきたのが，2010年の10月ですから，ほとんど27年間も調子がよかったわけです．2010年の10月に定期的なレントゲン検査をやったところ，右の腎臓に結石が沸いてきていました．まだ小さいので様子を見ていたのですが，そのあくる年の2011年の2月に，今度は熱が出始めました．そして血尿やらいろいろ症状が出始めてきました．右の腎臓の結石がだんだん大きくなってきたのですね．

2011年の暮れ12月になって熱が頻繁に出始めました．これは腎臓結石が大きくなったことによる尿路感染症によるものです．尿路ステントを留置して，体外衝撃波という，衝撃波で結石を砕く手術を2011年12月にやらせていただきました．

割れない石に難渋，内視鏡で摘出

小谷：ただこれは割れづらい結石で，2012年1月にも2回くらいやっています．しかしなかなか割れづらい．2012年になると結石のトラブルで何回も入退院を繰り返えさなければならなくなりました．1年くらい体外衝撃波破砕術を繰り返していましたが，結石がなかなか割れないため，結局2012年の12月に，内視鏡で石を割るという処置をすることにしました．背中から穴を開けて直接腎臓に到達させ，結石を砕くのです．

ただ当施設ではその手術はやってないので，近くの中京病院の泌尿器科に石田先生という日本でも最優秀の技術をお持ちの先生がおみえになりましたので，その方にお願いしたところやりますよと快諾してくださいました．脊損の人の手術は皆さん嫌がるのですが，この先生は殊勝にも引き受けていただくことができ，2012年12月にPNL（経皮的腎破砕術）という背中から穴を開けて，直接結石を内視鏡で砕くという結構大変な手術だったのですけれど，それで完全に結石はなくなりました．

原因は，切開した括約筋がだんだん元に戻ってきたんですね．バルブが開いていたのですが，だんだん閉まってきて，そのために感染が起こって結石ができたわけです．それで結石の再発を防ぐには，尿道に管を直接入れて，留置カテーテルにしたほうがいいじゃないかという石田先生のサジェスチョンで，以後はずっと膀胱留置フォレイカテーテルで管理しています．あれからもうかれこれ4年くらいになります．その後は大きな石のトラブルは出ていません．

　――ずいぶん長い間，うまくいったんですね．

　小谷：そうだったんです．これはうまくいくのではないかと，僕も期待していたのですが2010年の10月でつかまってしまいました．27年目につかまったわけです．

　――なぜなのでしょうか．

　小谷：振り返ってみると，先ほども述べましたように括約筋がだんだん戻ってきて，それで尿の出が悪くなり，尿路感染が起きて，尿路感染が起きると尿路結石ができやすいという循環です．脊損の人に結石ができるのはそういう感染によるもので，一般の人の結石はシュウ酸カルシウムが多いのですけれど，脊損の人の結石はリン酸カルシウムなのが特色です．それで尿路閉塞，尿路感染症が起こります．

天疱瘡が引き金で結石ができる

　小谷：そういうのがじわじわあって，それからもうひとつ，この方は結石になられる3年位前に天疱瘡（免疫系の異常によって皮膚に水疱ができ，痛みをひき起こす）という皮膚科の疾患，これは私も詳しいことはよく知らないのですが，岐阜大学の皮膚科に入院されておられます．それでステロイド，副腎皮質ホルモンが特効薬みたいで，それをずうっと飲んでおられたので，ステロイドの副作用と尿路感染が複合してできた結石だと思います．

　だから天疱瘡が予兆といえるかもしれません．結局天疱瘡ができるまでが元気だったといえます．普通の人でも還暦を過ぎるといろいろ出てきますが，年齢的なものもあって天疱瘡，腎結石ができたあたりから，大変になりました．最近大腸がんの手術をされたようです．僕も知らなかったです．これは岐阜大学ではなく名古屋大学だったようです．奥さ

んが名医を求めて動かれて決められたようです．奥さんあっての上村さんですから．そういえば，昨日管（カテーテル）の交換に見えられました．

上村さんも2007年の天疱瘡になられてからのこの10年くらいは病気がちですね．誰でもこの年代になるとあることですが，昔のような大活躍はできなくなったようです．

◎脊髄損傷のケアはむずかしいか

—上村さんのお話をうかがっていると，脊損の方は病院で嫌がられるというんですね．ところが中部労災病院は先生がおられる限りしっかり診ていただけるといっておられました．脊髄損傷というのは看護も含めてむずかしいでしょうね．

小谷：病院にはそれぞれ特徴がありますが，この病院はもともと脊髄損傷のケアが存立意義のひとつですので，労災病院がそれを放棄したら自己否定になります．確かに最近は患者さんも減ってはいますが，脊損の治療はこの病院の柱のひとつです．だからそれはいやがおうでも，やらざるをえません．

—上村さんもそういう安心して診ていただけるところがなくなるということについての，不安があるようです．

小谷：しかし定年もありますし，気持ちはよくわかりますが，いたしかたございません．

◎27年間腎機能を保てた上村さんは優等生

—最初に戻りますが，上村さんのようなコースをたどられる方はむしろ脊損の方の中でも恵まれた存在と考えていいのでしょうか．

小谷：そうですね20何年もなんともなくてというのは，優等生といえるのではないでしょうか．ですから尿路感染を何度も繰り返していれば，熱が出たり，尿路結石でトラブったりとかしていると，最悪は腎機能障害から腎不全，透析といった問題が起きるので，27年間全くなかったのは，本当に上村さん夫妻は優秀というか治療もうまく行ったし，奥さんのケアもいいと思いますね．ここ数年いろいろ問題が出てきて，昔ほどの元気がないのは，加齢の問題だと思います．そのあたりは脊損の

人の問題というより，一般の人と同じだということです．ただし手術などで，自律神経の問題から血圧の変動が激しかったりして，腹腔鏡手術ができないなど，ハンディはありますね．

――痙性は無意識下でも起きるんですか．

小谷：脊損傷者の方がたは痙性には結構困っておられますね．急に起きて自然に収まるのですが，上村さんはそれほどではないですが，それこそボトックス（筋・神経接合部に作用し，筋肉の収縮を抑制する）の注射をしてみたり，とか，脊髄損傷の方の痙性はリハ科のメインテーマです．なかなか決定的なブレークスルーはないようです．脊髄障害学会などではいつも問題になっています．患者のQOLをすごく阻害するのです．上村さんは痙性はさほどでもないのではないでしょうか．あまりそういうことは言われたことがありません．

そのために専門病院がある

――上村さんのお話では，なかなかていねいに診てくれる病院は多くないようですが．そういう複雑な症状も絡んでいるのでしょうか．

小谷：あんまり脊髄損傷を診てない病院だと，びっくりして引いてしまってよそに行ってくださいということもあります．

――それが，脊髄損傷の方にとっては不安の要素のようです．

小谷：しかしこの労災病院は脊髄損傷患者をたくさん預かっていて，別に僕がいなくても大丈夫です．

――腎の問題はこれからも繰り返し再燃する可能性はあるのですか．

小谷　結石の再発とかは，なきにしもあらずですね．

――予防とかはあるのですか．

小谷：それは管を入れて，水分をよく摂るとかですね．クランベリージュースとかが結石の再発に非常に効果があるあるといわれていますけれど．甘いものを控えるとか，まず暴飲暴食はしないということですよね．

――上村さんのように自己管理の行き届いた人にはその辺は心配ないですね．

小谷：カテーテルを入れなければならなかったことは，私としては不本意だったんですけれど．

―感染を起こしやすいということはどうですか．

小谷：確かに感染はしやすいけれど，しかし，カテーテルなしで，括約筋がもどって，残尿がふえるのはそれはもっと怖い．結局やむを得ないと思います．

―不本意といっても，苦痛はないのですか．

小谷：苦痛はないです．ただし月に1回こまめに交換に来なくてはいけない．

―上村さんご夫妻なら，そのあたりは普通にやっておられる．様々な事業に成功されておられるので，ますますご活躍かと思っていたのですが，障がいを持った方のライフヒストリーを理解しておかないと，いいところだけを見ていては不十分ですね．上村さんの場合も大垣市にあるソフトピアジャパンの中にNPOの「バーチャルメディア工房ぎふ」を作られ，職業訓練から就労援助までなさっておられるようでしたので，もうやるべきことは成し遂げたと思っておりますが，加齢にともなって肉体的にも精神的にも様々な問題が起きてくるのですね．上村さんもまだまだ言いたいことがたくさんあるとおっしゃっていましたが，外からは見えないいろいろなことがあるのでしょうね．

(2016年3月10日　於中部労災病院　聞き手　編集部)

第2章 私を支えた宝物

1 私の三つの宝物

上村：私は日本で一番幸せな障害者だと本気で思っています．それは誰にも負けない宝物に恵まれたからです．それは家族であり，支援技術であり，私を支えてくれた人との出会という三つにまとめることができます．

1．家族の愛に支えられて

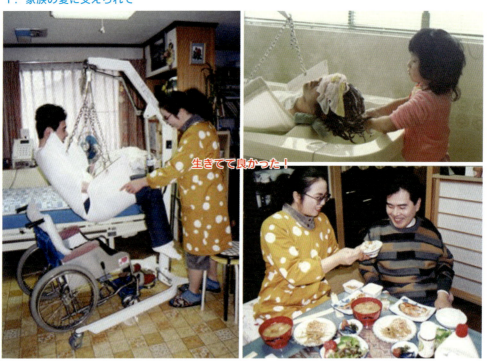

写真2　住宅改修して，吊り具を利用して入浴ができるようにしました．退院して始めて自宅での入浴です．娘は当時まだ小さくて，背伸びして頭を洗ってくれました．それが嬉しくて，何もしてやれないけれど妻や娘の温い愛に支えられて，しみじみ「生きていてよかった」と思いました

ここでは，まず家族についてお話しすることにします．私たち夫婦はこの本の題名について「二人三脚に引っかけて，八代衣の足2本と車いすだから『二脚四輪で歩み続けた人生』ってのも」なんて話したりしていました．つまり私たちは世間的にはふたり合わせてひとつの存在として生活してこれたように思います．

　けがをしてもう36年目に入ったのですが，その間ずっと寄り添ってくれた家族には，常にありがたいという気持ちはあるのですが，その気持ちを言葉では，言えないのです．仕事のことでも壁につきあたったりして夜寝れない時には，起こしてブツブツ言うらしいのです．申し訳ないなぁと思いながらも，言えません．

　もちろん，娘の存在は生きがいです．娘もいろいろ親にみせられない葛藤があったと思いますが，屈託なく振舞ってくれていたので，それに甘えていたのかもしれません．

　―感謝の気持ちを，言葉にしちゃうと軽すぎるっていうのもあるのかもしれませんね．

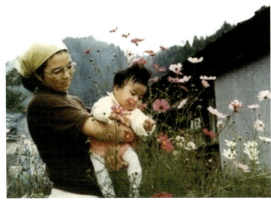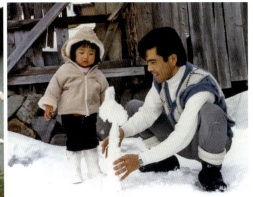

写真3　家族の愛

退院して以降，朝の整容から食事，移動，排泄すべてのことを妻や家族にやって貰っています．家族に囲まれて生活できることは本当に幸せなことだとあらためて実感しています．

2 子供時代から培われてきた感情

　―よく，受傷する前のご夫婦の関係が受傷後の関係に影響するっていうことを言われていますが．

八代衣：私の場合，夫婦関係がどうというよりも，情（なさ）け心じゃないかしら．可哀相だなっていう気持ちのほうが愛情とかよりも先にきたのだと思います．もしこの人が片手でも動かせたり，片足でも動かせれば，もしかしたら私は別れていたかもしれません．

—その情けの心はどこから生まれてきたのでしょうか．

八代衣：それは子どものときから地域で自然に培われたと思います．祖母と同居し年老いていく様子を目の当たりにしたときに自然に労わろうという気持ちが湧き，主人に限らず誰に対しても，元々持っている感情です．

上村：家内の優しさというか，愛っていうと恥ずかしいのですが，それを自分なりに感じているので，逆に，手が動いたり，頸損でなく脊損だったら逆に私のほうが先に別れるって言ったかもしれません．

八代衣：なんだかわからないけれど，可哀相だなっていう気持ちの方が強いのですよ．夫婦じゃなくてもそんな気持ちは絶対働くと思います．

—そこの土地の特有の文化ですかね．．

八代衣：年老いて体が不自由になり動けなくなり，人生の最後は家族や親戚に見守られて逝くことを何度も見てきました．昔から信仰心がすごく強い土地柄でした．

3 妻は今も障がい児のための指導員

—奥さんは怪我をされたころ，お仕事はされてたんですね．

八代衣：私は主人の住んでいた地域の小学校に勤めていましたが，当時障がい児教育を担当して欲しいということで障がい児のための通園施設の開設に関わりました．結婚後は実家のある地元に戻り新たな保育園の開設や，障がい児の通園施設の開設にと大忙しでした．

上村：私は子供ができてからは，今の主夫ではないけれど，家内が働いて，オムツの洗濯から，離乳食まで自分でやっていました．

八代衣：本当にマメで，私が何もしなくてもよかった．それがある日突然この事故によって私が一人でしなければならないことになったのです．主人は本当に子煩悩で，よく子どもを可愛がりました．

4 愛より強い伝統的規範

―ご夫婦の絆は愛では表わせない感じですね．自分の身体の中にもう根付いてる．それは奥さん一人の価値観じゃなくて，その土地の文化が身体化されてるんですね．．

八代衣：私の小さいときは，お年寄りを大事にするというか，人が倒れたときには嫁さんは仕事を辞めて看る．家族皆で見守っていくことが基本でした．親戚のおじいさんが倒れたと聞けば，走って看に行くのです．最後はしばらく家族に介抱してもらって，在宅でなくなるのです．何度も息が切れる瞬間を見ることで，それが人の一生だと思っていました．年寄りが一緒に同居するのが当たり前でしたし，自然と心の中に入ってきましたね．

訪問介護は都会に比べたら，整備されるまですごく遅れました．自分の娘さん，嫁さんがずっと看ていて，人に任すとか，ヘルパーさんとかを家に入れるってこと自体が恥ずかしい，というような感覚が根付いているところでした．ヘルパーさんを頼むならヘルパーさんに掃除してもらう前に，自分で掃除しておくというような感覚ですね．

上村：他人にそういうこと任せること自体がその家として（嫁）として恥ずかしい．

―そういう価値観の根っこの部分が，自然に自分の中に同一化されているっていうか，考えないで体が動いちゃう．愛なんて言うより，さらに深く心に染み込んでいる．

八代衣：愛だけだったら，きっとノイローゼで死んでいたかもしれません．東京にいる知り合いで，大好きな人がこうなったとたんノイローゼなって倒れました．ショックで食べられなくなりました．

多分付け焼刃でない価値観，そういうことが，とても大事なことなのだと思いますね．

第2部

支援技術や人に支えられての自立生活

第3章　自立へ―支援技術との出会い
1. 畠山卓朗さんとの日本一幸福な出会い
2. 福祉機器を活用することは人間的でなく，冷たいと言われたが…
3. ページめくり機
4. 吊り具と電動車いす
5. 趣味を取り戻す
6. CGを描く
7. 頸損者からの質問に答えようと綴った原稿が後に『明日を創る』という本に
8. 自分にもできることがある（生きる自信）

第4章　人との出会い
1. 第1回から「リハ工学カンファレンス」に参加
2. 知事とのテレビ対談
　Interview/行政の視点から　　　元岐阜県知事　梶原　拓
　　中央集権から地方分権へ，さらに市民分権に

第3章 自立へ―支援技術との出会い

１ 畠山卓朗さんとの日本一幸福な出会い

　上村：今は亡き中島昭夫先生という中部労災病院（正式名．現在は一般的には中部ろうさい病院と改称）のリハビリ外来（整形外科）の部長さんとお話しているときに「ECS」（環境制御装置）という言葉を聞きました．この病院の隣にある義肢センターで開発していると言われたのです．中島先生から畠山卓朗さん（当時労災義肢センターのエンジニアだった，現早稲田大学教授）を紹介していただき，センターでお会いしました．最初に導入していただいた支援機器は環境制御装置（写真4，図1，次ページ）です．労災病院を退院した翌年の1984年のことです．自分のベッド周りで，ビニール管のストローを口にくわえて呼気で吹くと，電源が入り，ランプが表示板の求める図形に来たときにもう一度呼気で圧を加えると，電動ベッドの上げ下げ，テレビの入力・チャンネルの切り替え，室内灯，ルームエアコンの入力・切断，電話で外部と連絡など身の回りを世話してくれる15種類が自分で操作できるのです．この設置のおかげで，妻が職場に復帰できるようになりました．

　そのほか自分にできることは，電話の「ふれあいS」を操作し相手に電話をかけたり，かかってきた電話に出たりすることができるようになりました．また，ラジカセのスイッチを呼気でON，OFFできることで，一人でいるときに思いつくことを録音することができるようになり，手で書きとめることができない私にとってはとても手助けになりました．

２ 福祉機器を活用することは人間的でなく，冷たいと言われたが…
　　―障がい者には親子のコミュニケーションに役立つ―

　上村：ワープロを使用して文字を自分で打ちたいと畠山さんに相談したと

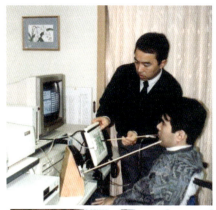
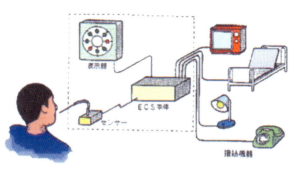

図1　ECSのネットワーク

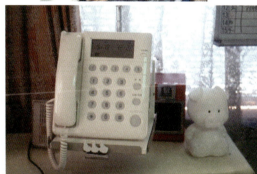
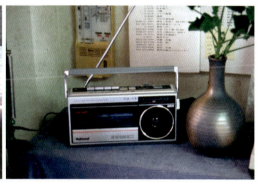
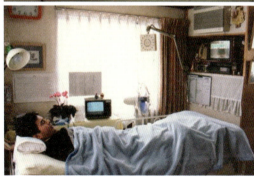
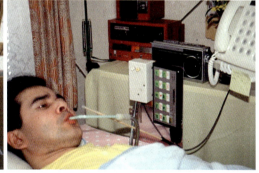

写真4　最初に導入した環境制御装置（ECS）
ビニール管のストローを呼気で吹くと電源が入り，電動ベッドの上げ下げ，テレビの入力，チャンネルの切り替え，室内灯，ルームエアコン，電話（ふれあい）ラジカセなど15種類を1台で操作できた．

ころ，当時のワープロ専用機（東芝JW-1）をスティック1本で打つことができるように開発していただくことができました．付属のキーボード（写真5左）で頭を動かせる可動域の中でキー入力をしていましたが，その動きを見てもっと無理のない動作で入力できたら長時間のワープロ操作ができるだろうと，普通の市販の1/3ほどのサイズで小型キーボード（写真5右）を作っていただき

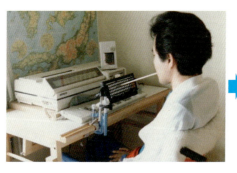 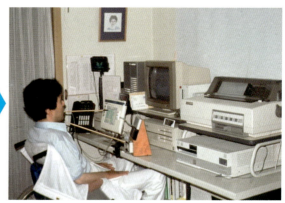

写真5　ワープロ専用機（東芝JW-1）

ました．口にくわえたスティックでキーボードを打ち文字が自由に打てる喜びに時間の経つのも忘れ，夢中でこれまでにお世話になった多くの方々に手紙を書きました．何通書いたかわからないほど書きました．しかし手紙ばかり書いていることにも新鮮さがなくなり，次なる思いが出てきたのです．雑誌や新聞で文章の懸賞募集を見つけると書いてみようと思うようになりました．初めて応募したとき，たまたま賞をもらえたことでますます欲が出てきていろんなものに応募してみようという気持ちが強くなりました．運がよかったのか応募するごとに賞をいただくことができました．賞金稼ぎと名打って頑張ったことで娘の欲しいものを買ってあげることもできました．初めて父親らしいことができたのではないかと満ち足りた気持ちになりました．娘にしてあげられるこの方法も結構楽しいものだと実感したのです．写真は一部ですが私が応募して採用された文章の掲載されている雑誌（写真6）です．

　このように自分でできるようになってくると，今度は文字だけでなく，自分の思いを簡単な絵で描きたいと思うようになってきたのです．畠山さんに相談したら，数か月後にその願いが叶い，キーボードマウスエミュレータとして開発してもらえました．

　口にくわえた電子ペンで息を吸ったり吹いたりして，絵が描けるようになりました．写真7は何年か前に娘が小学生のときに，瀬戸大橋が開通した年にその橋を渡って四国に行った経験から，夏休みの工作に吊橋を作りたいと言い，親ばかな私は，できたばかりのキーボードマウスエミュレータを使って絵を描いて見せました．自分が元気だったら全部作って「持っていけ！」とやりかねなかったことと思うのですが，できない悲しさでもありますが下手な絵を描い

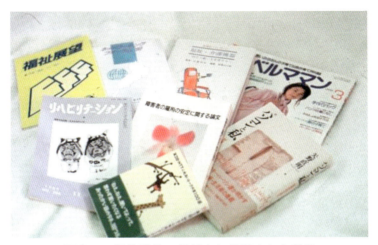

写真6　懸賞募集で採用され掲載された雑誌

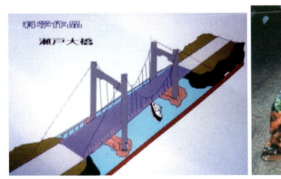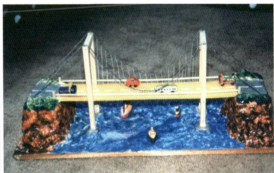

写真7　キーボードエミュレーターを使って画いた瀬戸大橋の設計図と模型
親子のコミュニケーションを深めてくれた

て説明を加えました．「ここはこんな材料買ってこい」とか「ここは何センチに切れ」というようなやりとりをしながら進め，最終的に娘が作ったのがこの作品（写真7）です．ワープロ専用機やパソコンは当時健常な人でもなかなか取り組めないときでしたが，機械で描いた絵は冷たいのでないかと言われましたが，障がい者にとって親子のコミュニケーションにはとても役立つと思いました．それは今でも変わらないと思います．

八代衣：当時，福祉機器を導入することに対して同じ障がい者は批判的でした．「機器は冷たいと思うし，いくら便利でも，そんなのを導入したら家族間の愛情が遠くなるのではないか」なんて言われました．特にECS（生活環境装置）を設置することについては「人のぬくもりを感じないようになる，人をそばに寄せつけなくなるから使う気がしない」など，障がい者から反対意見が

あったようです．しかし，福祉機器は私たちにとっては無くてはならない素晴らしいパートナーです．使いこなすごとに本人も家族もストレスから開放されて本当に心が解き放たれて行く感じがしました．今まで聞こえていた耳鳴りのような「あれ頼む，これ頼む」と依頼される催促の言葉は消えていきました．

3 ページめくり機

上村：支援技術に出会って，自分でできることが増えました．当時，本が読みたくて一人で読める機器はないかと探してみたことがあります．当時外国から50〜60万円する「ページめくり機」が輸入されていましたが，本の大きさや紙質によってうまく作動することができませんでした．日本は四季の変化があり，湿気が多かったり，乾いたりすると，紙を機械が巻き込んで破けたりする問題点がありました．これも自分で描けるようになったキーボードエミュ

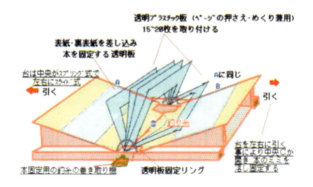

図 2　自分で描いたページめくり機の設計図

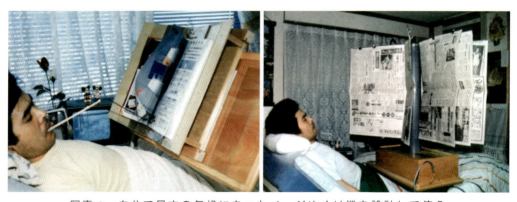

写真 8　自分で日本の気候にあったページめくり機を設計して使う

レータで設計図（図2，写真8）を描いて，近所の指物屋さんに作ってもらうように頼みました．今までの市販のページめくり機は，風でページがめくれると前に戻ることができなかったのですが，自作のページめくり器はその心配も無く，1日何十ページって読めるようになりました．これまで読みたかった新聞ですが「新聞めくり機」も考案して作ってもらいました．新聞の紙面を選んでみることができませんでしたが，考案した新聞めくり機はそれができるようになりました．いままで新聞は天井から洗濯ばさみをしばった紐を2本たらしてその洗濯ばさみで新聞をはさみ1面読み終えると，「おーい新聞を代えてくれ！」と頼んで裏返してもらっていました．何回も呼びつけて紙面を交換してもらっていたのですが，家族が忙しかったりするとなかなかそばに来てやってもらえなかったのですが，考案した新聞めくり機は360度回転するため自分で操作して好きな紙面を選んで読むことができるようになりました．

八代衣：介助者が最初に新聞を全部ぶらさげるセットは必要ですが，自分でスイッチを入れると360度回転しはじめるようになっているため，読みたいところでスイッチを止めれば思い通りに新聞が読めるのです．おかげで新聞を読むことへのストレスはお互いに軽減されました．紙面をしっかり読むことが出来るようになり作品募集項目を調べることができ満足した日々を過せるようになりました．

—上村さんが考えたのですか！　畠山さん顔負けですね．

八代衣：畠山さんは天才だけど，天才じゃなくてもローテクは不自由さの中からイメージとして湧いてきます．身近に器用な製作者が見つかり内容の理解と協力体制があればできると思います．でもかなりむずかしいかな？　とも思います．

上村：そのページめくり機は県の「生活と暮らしの発明展」（現在の「暮らしの発明展」）に出展して賞をいただきました．

八代衣：必要な物のイメージは浮かびますがその物作りは大変むずかしいことを実感しました．一緒にいて障がいの状況をよくわかるから，不自由さを共感できるから一緒に努力できるのですが，何も障がいがなく社会の中で専門の仕事をしてみえる方であっても障がい者が望むものを作って欲しいと頼むとき，その説明が伝わらず大変困ることがあると思います．お願いする相手は健常者で不自由な生活をしてみえないからなかなか理解してもらえなくて，説明はむずかいことを感じながら何度も繰り返して話して，やっと理解してもらうということがあります．

畠山さんのことを思うと，一言で欲しいものの内容とその思いまで理解してくださることに人として感動します．障がいのこともよくわかってもらえていて安心してお願いすることができるのです．福祉の現場に見える方は特別な方，現場をよく勉強してみえる素晴らしい方だと再認識したのです．

4 吊り具と電動車いす

上村：高田馬場に東京都の補装具研究所があったのですが，畠山さんとの関係でそこの市川洌先生を紹介していただきました．

八代衣：吊り具と電動車いすは専門の市川さんに依頼したいと思っていました．紹介していただき本当に嬉しかったです．車いすへの移乗は吊り具を使って行っています．これまで使用するシートに問題点を感じていました．ベット上で体の下に吊り具のシートを敷き込みそのシートに乗せた感じで車いすに移乗させて座らせるのです（図3，写真9）シートは背中からお尻の下まで敷きこんで座っていることがわかると思います．このシートは抜き取ることもできず車いすに座っている間はずーっと継続使用しているのです．どこに行くにもこのシートを敷いて出かけていました．側面のたれ下がったシートを

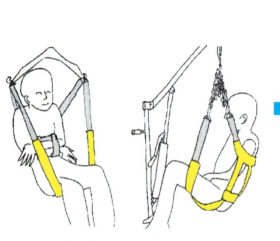

図3 キーボードエミュレーターで布のシートをはずすことができるデザインをしてリフターを描き依頼した

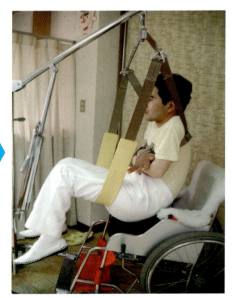

写真9 でき上がったリフターの吊り具

太もものところに差し込んで納めていました．背中側のシートは肩の裏側に納めたりしながら少しでも見栄えがいいようにしていました．これまでこの布がぶらさがっている状態が，気になってしかたがありませんでした．そのために吊り具の研究開発をしてみえる専門家の市川先生にお願いしたいと思っていたのです．当時はこのリフターが一番主流でした．キーボードエミュレータで絵が描けるようにしてもらえたお陰で，自分で考えた吊り具の絵を描きそれを持って市川先生のところに依頼に出かけました．考え方は布を差し込んでも抜き取れることが最大のメインでした．車いすに座っている間その布は無い状態になると一層スマートさを装うことができることを説明したのです（図3左）．

——そこで絵が役立つのですね！

八代衣：市川先生から「作品ができたから来てもいいよ」と言われて，即刻東京に行きました．高田馬場の急な坂道を車いすを押して登りやっとのことで研究所に着くのでした．

市川先生は手でコーヒー豆を挽いて飲めるばかりにして待っていてくださいました．

一息入れてから試すことが楽しみでした．そういうやりとりを何年もしてきました．

上村：そのとき依頼した吊り具は製品化されましたが，今はもっと別の使い勝手の良いものになっていますね．

八代衣：初期の段階からあれこれ考えて，だんだん良いものができてきたのです．これをほかの障がい者も使うようになっていきました．

上村：当時の電動車いすは「チンコントロール」方式．顎で操作していたの

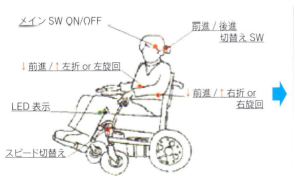

図4　車いすもキーボードエミュレータで描いて依頼した

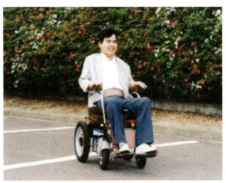

写真10　できあがった電動車いす

です．顎で操作すると，前に常にアームがあるので邪魔くさくて，とても気になっていました．室内ならいいけれど田舎で一歩屋外に出ると石なんかの障害物があり，それにつまずいて顎のチンコントロールが外れるのです．するとそこで電動車いすはストップしてしまいます．それがすごく苦痛だったので何とかもっとシンプルにできないかと常々思っていました．

八代衣：かっこよくできないかと考案していたデザインをキボードエミュレータで描いて市川さんのところに持っていったのです（図4，写真10）．

——これは手のところに何か？

上村：手は動かないけれど肩は上下できることから，肘掛のところにセンサーを置くことにより，肩を上げると肘掛のところが2，3センチ空くことで，それがコントロールできるスイッチとして作動できることがわかり，左右に1個ずつつけておいて，両方一緒に押すと前進，曲がりたいときは曲がりたいほうを押して，外側を上げると回るという方法です．この回路は補装具研究所やメーカーと一緒に作っていただいたのです．そのおかげでスマートに乗れるようになりました．

5 趣味を取り戻す

上村：怪我する前は，ちょうど娘が成長盛りだったこともあり，その記録を写真が好きでしょっちゅう撮っていました．自分でいろいろなことができるようになってくると，昔の趣味を取り戻したいと思うようになってきました．「カメラを自分で写したいと思うのですが，できるようにしてもらえるでしょうか？」と畠山さんに話し依頼すると，畠山さんの新たな取り組みが始まりました．数か月して連絡があり横浜へ出掛けて行きました．雲台といって，自動的にスイッチを入れたりカメラを上げ下げできる機械があるのですが，それを呼気で使えるようにしてくださいました（写真11）．そのカメラで最初に写したのが娘の写真です．妻も写真好きでした．私が怪我した途端に妻が撮ってくれる私と娘の写真は多くありましたが，娘と妻の写真が消えたのです．このカメラができてからは写せるようになりました．

八代衣：年に1回はお世話になった先生方への感謝の意味と他の障がい者の方々の参考になればと思うことでカンファレンスなど何か発表の場があると出掛けて行くことが多くなりました．新聞やTVの依頼があるとそれも感謝の

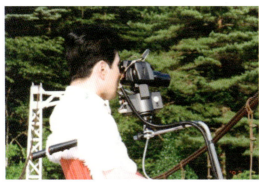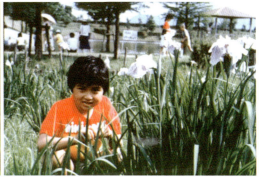

写真 11　呼気スイッチで雲台の高さ調節を自動的にできるカメラ

意味をこめて出させていただきました．

　毎年，日本リハ工学カンファレンスでは新たに取り組んだことを発表させてもらいました（第4章参照）．

6 CGを描く

　上村：機器を開発してもらいパソコンを使って絵を描けるようになってきました．私のように絵を描きたいという希望を持っている障がい者も，ほかにたくさんいると思います．自分だけでこのシステムを独占しないで広く知ってもらおうと，マスコミに取り上げてもらいました．取りあげていただいた後に質問や相談がたくさん来ました．そういう人たちに伝えるためにはパソコン画面に文字だけがあるより，絵もあったほうがよりわかりやすいと思って描き始めました．当時はMS-DOSの時代で8色しかカラーはありませんでした．その8色をいろいろ混ぜ合わせることによって植物や花，動物など何十時間もかけてなるべくその物に近い色使いになるように描いてみました．最初は1日4, 5時間しか車いすに降りていられなかったのですが，毎日降りて，少しずつ時間を増やして絵を仕上げました．描き方はクリックスイッチとかドラッグの機能を息を吸ったままの状態で描いていくのですが，夏の暑いときは十分に呼吸をしてないので目眩を起こしたりしていました．絵を描くことの思い出がいっぱいあります．

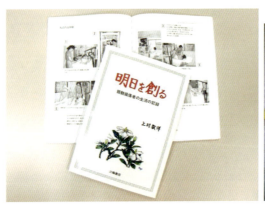 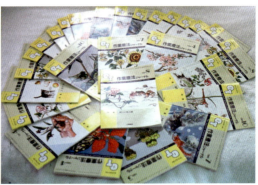

写真 12　表紙を担当した「作業療法ジャーナル」と『明日を創る』

７ 頸損者からの質問に答えようと綴った原稿が後に『明日を創る』という本に

　上村：1983 年自宅での生活が始まると多くの相談が寄せられました．最初は電話で答えていたのですが，電話で 10 分も話していると声が出にくくなり目眩を起こしたりしていました．その日の気分で話の内容に一貫性がなくなることもありました．あまりの相談の多さに体調のことを考え相談の内容と私の回答を文章にまとめることを思いつきました．体調によって少ししか書けない日もあるので，時間のあるときに書き溜めたり，写真を撮ってもらって（その当時は今の DTP のような良い機能がなかったので），写真を切り貼りしたり，挿絵を描いたりして作成した物を相談者にコピーして送ってあげたりしていました．

　八代衣：電話はひっきりなしにかかります．家には訪問者がいっぱいでした．皆さん「怪我して，初めての方が多かったです」家族の方が，最初どうしたらいいですかって質問してきました．電話の方にも訪問者の方にも悩んでみえる人にホチキスで綴じた文章を渡したり送ってあげたりしていました．ある日，三輪書店の三輪さんが家に訪ねてみえた折り，相談者に渡していたコピーを読まれ「これいいじゃない，本にしたら？」と言われたのです．また描いていた絵を見て「作業療法ジャーナル」（写真 12）の表紙の絵も描いてほしいと言われ驚きました．早速表紙の絵を描き始めたのです．

　上村：1990 年（平成 2 年）に『明日を創る』を出してもらったことで，ま

た問い合わせがどんと増えました．看護大学の副教材に使ってもらったりもしました．そこの先生が学生に感想文書をかせたからと感想文を送ってもらったりすることでも，出会いが広がりました．

八代衣：内容は自分の生活の記録．こんなふうに生活している，こういうことに注意してほしいというようなことが中心でした．

上村：自分はこんな方法をしている．他にはこんな方法がある．こういうふうに言われているけど絶対おかしいのではないか，とか当事者でなければわからないことを結構いろいろ書きました．

8 自分にもできることがある（生きる自信）

上村：ある日突然動けなくなると，自分ができるちょっとしたことでも生きる自信につながります．

不自由だからできないことをできないままでいるより，できないことがやれるようになると自然に生きる自信がわいてきます．ときには自分が障がい者であることすら忘れていることもあります．不思議です．できることは自分がやりたいことでもあります．

その相乗効果でますます意欲が出てくるのだと思います．

自分にできることを早く見つけることも生きる自信を早く得ることだと思います．障がいを負った誰しもが早い段階で生きる自信を見つけたいものです．早く幸せになるために．

人との出会い

1 第1回から「リハ工学カンファレンス」に参加

　上村：写真13は畠山さんたちが日本で立ち上げられた「リハ工学カンファレンス」の写真です．この会で1回目から発表させてもらったりとか，製品化される5年くらい前の開発途上のものを試す機会があったりして，参加することが自分の生活の中の目標・目的の1つにもなりました．畠山さんはすごく若かったけれど，休憩時間になるといろいろな人と話す機会をもらうなかで「何か困ってない？」と聞かれることが多くありました．

　もともとの横着さで，ダメもとでと思って，「こんなものがあったら」と言うと，それが早ければ2，3か月先，2年先になることもあるのですが，「前に言っていたのが何となくできたから試しに使ってみないか」と言われて，それが嬉しくて研究会は毎年1回全国持ち回りで開催されるのですが参加しています．

　写真14の中の一人は，『バリアフリーをつくる』（岩波新書，1998年発行）の著者光野有次さんです．現在は東京で車いすの「パンテーラ」の紹介と販売

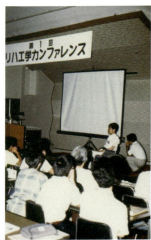
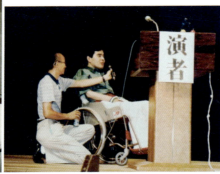
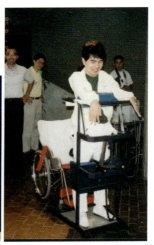

写真13　リハ工学カンファレンスでユーザーの立場から毎回発表をする

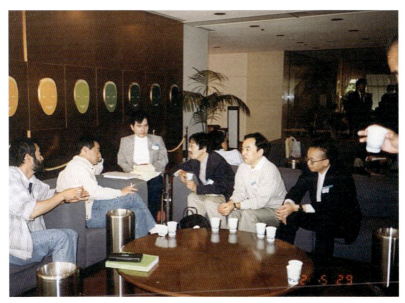

写真14　リハ工学カンファレンス発起人のメンメン

に取り組んでみえます．以前はバリアフリーが普及されておらず，ちょうどディズニーランドができたばかりだったころ，障がい者は家から出られない．「出ずに一ランド」はおかしい！障がい者が家から出てこられるランドを作ろう！って「出て来いランド」という名称で長崎と北海道で作られた方です．そんな人と出会えました．

八代衣：立ち上げた人たちとも，すごく仲良くしていただき，いろいろなところでお会いしました．みなさんと喋ったりするのが楽しくて，表1に示しましたが「皆勤賞」をもらえるくらい毎年参加して発表させてもらいました．2泊3日の外泊でしたがとても楽しみでした．回を重ねるごとに私たちの部屋に気の合う仲間が集まり朝まで話し込んだりして，とても有意義な時間をすごせました．

上村：畠山さんは，あくまでも当事者の立場から，「良いところも悪いところも全部自分の声で言ってほしい，そのために出て来て発表してほしい」と言われました．すると聞いていた人が，社交辞令で「良かったぞ」と言ってくださり，嬉しくてまた発表したいと思っていました．

表1　上村数洋氏　日本リハビリテーション工学協会主催　日本リハ工学カンファレンス参加記録

第 1 回	1986 年	「KBマウスと私」発表
第 2 回	1987 年	「日常生活の工夫と読書ページめくり機」発表
第 3 回	1988 年	「コミュニケーション手段の確保とパソコン通信」発表
第 4 回	1989 年	「一日を一人で過ごすための工夫について」発表
第 5 回	1990 年	「移動用吊り具について」発表
第 6 回	1991 年	「頸髄損傷者が，今求めているもの」発表 「ECS, Rc. E, 各種リモコンの併用について」発表
第 7 回	1992 年	「障害者の自立と技術的支援―クロージング・ザ・ギャップ'91に参加して」発表
第 8 回	1993 年	「マウススッティックについて」発表
第 9 回	1994 年	「どうして動かしてるの？」発表
第 10 回	1995 年	日本リハ工学協会理事就任 「必要とする人に必要なサービスを」発表
第 11 回	1996 年	「口で動かすカメラ雲台について」発表
第 12 回	1997 年	「鼻緒付き靴カバー」発表
第 13 回	1998 年	実行委員長　「21世紀向けて今地球より―福祉社会における支援技術の役割について」パネリスト
第 14 回	1999 年	リハ工学協会理事に就任
第 15 回	2000 年	「障碍児のためのマルチメディア伝言板＜ふれあいキッズ＞システムの開発」 「重度障害者の在宅就労支援の取り組みについて―岐阜県におけるVM工房支援事業の紹介」発表
第 16 回	2001 年	「岐阜県における障害者福祉施策の展望について」発表
第 21 回	2006 年	「IT社会における重度障害者の在宅就労支援を考える」発表
第 22 回	2007 年	公開シンポジウム「地域リハビリテーションとリハ工学」パネリスト 開催実行委員会委員
	1991 年	日米障害者会議（米・セントルイス）＆クロージングザギャップ参加 「障害者と科学技術」発表
	1994 年	第17回総合リハビリテーション研究全国大会 「在宅重度障害者からみた地域リハビリテーション」講演
	1995 年	朝日新聞/朝日「平成患者学シンポジウム」において「病んでも美しく輝いて生きるために」パネラー 総理府主催「障害者施策推進地域会議」シンポジウム「ノーマライゼーションの実現に向けて/地域福祉のあり方について」パネラー
	1999 年	クロージング・ザギャップ・スタンフォード大学・CAT視察のため渡米
	2000 年	北欧視察研修（福祉・就労分野）
	2001 年	オーストラリア研修（福祉・リハ分野）
	2005 年	第6回日本リハビリテーション連携科学学会（パネリスト） 「リハビリテーションの連携―当事者の視点から」
	2006 年	第7回日本リハビリテーション連携科学学会公開研究会 「VM工房ぎふ」の取り組み紹介 「当事者の視点から見た個別支援と連携の課題」発表
	2009 年	第32回総合リハビリテーション研究大会 分科会「リハビリテーションの現状と交流」―「リハビリテーションと障害者の権利」パネリスト
	2011 年	第12回日本リハビリテーション連携科学学会 「重度障害者の在宅就業支援における課題と連携の必要性について」

表2　上村数洋氏受賞の履歴

1985年	学研主催「第5回家庭教育手記」入賞
1986年	朝日新聞・中部事務機械化協会「OA論文コンテスト」二席に入賞 岐阜県発明工夫コンクール「読書ページめくり機」入賞
1987年	NTT主催「第2回ふれあいトーク大賞」大賞
1989年	医療専門月刊誌「作業療法ジャーナル」表紙のCG担当開始 日本障害者雇用促進協会主催「障害者の雇用の安定に関する論文」入賞
1990年	「明日を創る―頸髄損傷者の生活の記録」出版 東海テレビ福祉文化事業団「ひまわり賞」受賞
1992年	「作業療法ジャーナル」編集委員会特別賞受賞 上田敏先生東大教授退官記念著書「リハビリテーション医学の世界」装丁担当 '92県発明工夫展においてページターナー入賞
1993年	「国連・障害者の10年」最終年記念「障害者の主張と自立・更生事例等の論文募集で厚生大臣賞受賞
1997年	岐阜県マルチメディアソフトコンテストにおいてFMSとして企画制作の「可能性への挑戦」が最優秀賞受賞
1998年	岐阜県マルチメディアソフトコンテストにおいて「翔―陽光の中」優秀賞受賞
1999年	岐阜県マルチメディアソフトコンテストにおいてVM工房として企画制作の「Departure」優秀賞受賞

表3　上村数洋氏支援機器との出会い

1983年	ワープロ（東芝JW-1）/小型キーボード導入
1984年	ECS（環境制御装置）導入　電動ベッド，テレビ，室内灯，ルームエアコン，電話など
1986年	パソコン（KBマウスエミュレーター）導入
1990年	KBマウス（ハードバージョン）の導入

2 知事とのテレビ対談

　上村：次のページの上の写真（写真15）は，怪我したときからずっと「再び働けるようになりたい」と思っていたときに，たまたま「障害者の情報処理教育と就労を考える琵琶湖会議」が，琵琶湖のほとりにある，和風建築のホテルで，2年に1回開催されるのです．元大阪市職業リハビリテーションセンター所長の関宏之さんの発案で発足したようですが，途中から知り1泊2日の会に参加させてもらいました．そのときにアメリカのIBMの方がボランティアで障がい者を支援しているとのことでした．ボランティアとは？の意味もそのとき理解できました．

　下の写真（写真16）の真ん中は前・梶原拓岐阜県知事です．知事就任当時

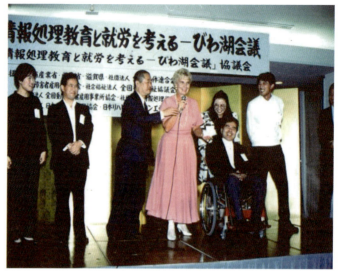

写真 15 「障害者の情報処理と就労を考える琵琶湖会議」に参加する

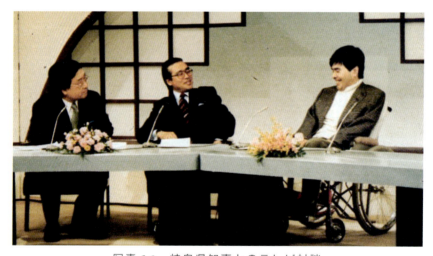

写真 16 岐阜県知事とのテレビ対談

に「障がい者も今の福祉メディアを活用して社会参加をしてもらわんと……」と言われていたときに，「岐阜県にそういうものを活用した障がい者がいる」ということでテレビ対談（写真 16）させてもらいました．右の（図 5）はパソコンで知事の似顔絵のつもりで書いてみました．その時代のパソコンの機能には今のような何十万色やグラデーション

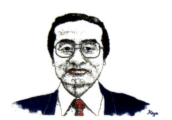

図 5 パソコンで描いた梶原拓元岐阜県知事の似顔絵

という機能がない時代だったので，基本の8色を微妙に混ぜながら，ドットですべて表示しました．

八代衣：目を真っ赤にしながら，口にくわえたスティックで朝まで夢中で描いていました．

上村：『梶原知事の就任100日』という小さな本を出されるときに，障がい者の立場から，原稿を書いてほしいと言われて，書いて載せてもらったこともありました．知事との対談がきっかけになって，福祉についていろいろな提言を聞いてもらえるようになりました．その当時，岐阜県の福祉のランキングはすべて全国で40番台だ……と言われることもあり，そのことをある新聞が記事にしたのです．知事が怒って，その新聞を県庁に出入り禁止にしたっていうような話も耳にしたこともありましたが．でも，今やっている就労の取り組みなんかも良い例ですが，梶原知事になってから，40番から30番台，なかには20番台にもなった政策もあります．そういう意味ではすごいと思いますし，大変感謝をしています．

知事との出会いときっかけ

　元々の出会いのきっかけは，確か県議会か何かのときに，知事が「福祉を良くしていかないと！」と言われたときに，たまたまその当時にパソコン通信で知り合っていた若い県庁職員が「アサヒパソコン」という雑誌に紹介された私の記事をコピーして議会出席中の知事のところにそっと差し出してくれたらしいのです．それから知事が「こういう人がいるのなら」ということで対談につながったのだと聞いています．

八代衣：それは寒い冬でした．まさか出て行けるとは思っていなかったのですが，思いきって実行したことで冬の外出に自信がつきました．知事のおかげと感謝しています．

　この時期はいつも冬眠状態で居ましたから，このときの経験から冬でも外出が大丈夫なのだと目覚めることができたのです．

上村：怪我をして自宅のある郡上で療養していた時は12月の初めから2月，3月までは雪があるから外にも出られないし，寒いと凍えてしまうから，「冬眠」と称してずっと家にいました．寒いときだったけれど，知事からの話を断るわけにはいかないし，こんな機会はないと思って寒さを我慢して出かけて行きました．テレビの収録の後，知事が別室に呼んでくださり「何かあったらこの機会だから話して欲しい」と言われ，取り巻きを外に出して，3人だけで話

をさせてもらいました．知事さんにとっても動けない障がい者との出会いは初めてだっただろうし，私も知事さんと面と向かって話すことに緊張していましたが自分が支えられてできることが増えてきていたので，この機会だと思い「県外の例も話しながら岐阜県でもそういう取り組みをしてほしい」ということや「県の職員や教員も含めてすぐに採用するのではなくて，内定した人はまず6カ月〜1年，県内の福祉施設で研修してからその結果で採用を決めてほしい」と話しましたら，本当に実行されました．もう一つ梶原知事のすごいのは意見を県民が放り込む目安箱を作って，置いたことです．そこに投函すると，時間はかかるけれど梶原知事から「読みました」って直筆の毛筆で返事をもらえました．

　八代衣：主人は目安箱に，しょっちゅう提言していました．今でもその文章はどこかにあります．いっぱい返事が届きました．

　また，知事さんと同時期に県会議員になられた岩井豊太郎さんがみえますが，当選間もなく，忙しい中選挙区外の郡上まで来てくださり「これからは，県議会でも福祉や障害をもつ人達の支援の大切さを取り上げていかないと……」と，以降毎年1回議会が始まる前頃になると「福祉のことで何か問題はないか」と尋ねていただくようになり，議会でもご提言をいただくようになりました．

　当時東京都では「障がい者のアートバンク制度」として重度の障がい者の描かれた絵を登録しその絵を社会の中で活用して障がい者の収入につながる取り組みをしていたのです．当時主人も描いた絵を登録して活用され，わずかですが収入を得ることができていました．この例を挙げて是非岐阜県でも取り組んで貰いたいと提言していただいたのです．岩井さんが県議会でこの件について発言され議会において採択され現在でも稼働しています．

　どんなときも相談役として相談にのってくださり，福祉の取り組みが，より良い状況になっていくように今でも力を借りています．

　知事さんも，福祉のことで困ったことがあったら岩井先生に相談するように……と言われたこともあります．

　上村：そういう意味ではとても印象深い方々です．そういう知事や岩井先生との接点を持たせていただけたことが，その後の沢山の人と人との繋がりや発言の機会，場への参加が増えていったと言っても過言ではありません．

　八代衣：ありがたいことによく呼んでもらえました．北欧視察にも行かせてもらいました．団長が梶原知事でわれわれも北欧の障がい者の取り組みをしっ

かり学ばせてもらいました．そして岐阜県でもそんな取り組みができればと思ったのです．

　上村：県の職員は一人か二人で，あとは記者クラブだとか，ソフトピアの入居企業とか20人くらいの視察チームでした．福祉的な取り組みを視察しその状況に目を見張ったり，何度もカルチャーショックのようなものを感じ強烈な刺激を受けました．日本（岐阜）に帰りその刺激を行動力に注ぐことを決意したものです．

Interview
行政の視点から

中央集権から地方分権へ，さらに市民分権に
上村さんのリーダーシップに期待しています

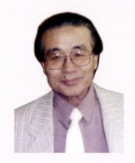

元岐阜県知事　梶原　拓（ひろむ）

ご夫婦のコラボレーションが素晴らしかった

　—上村さんの現在の障がい者自立のための活動，就労の支援活動，さらには医師・セラピストへの教育活動など多彩なご活躍の背景に，梶原知事さんのご支援がとても大きかったというお話を幾度となく上村さんがお話をされておられます．われわれも読者の方も，そのような知事のお考えやお人柄に大変興味を持っておりました．一度お目にかかって，お話をうかがえたらと心待ちにいたしておりました．本日はお忙しい中を，ご足労をたまわりお話をうかがう貴重な機会をいただきました．日頃より思っておりましたことを率直にご質問をさせていただきたいと存じますが，どうぞよろしくお願いいたします．まずは型どおりですが，上村ご夫妻との出会いからうかがわせてください．

　梶原：だいぶ古いお話しになります．最初にお会いしたのは上村さんがまだ郡上郡のご自宅にお住まいのころでした．私が知事になった翌年にテレビ対談でお話しさせていただきました．あのときは事故を起こされてから7, 8年経っていたのではないかと思います．重大な事故を起こされて，重い後遺症を残されているのに，非常に元気が良くて，前向きなんですよ．そのことが鮮明に印象に残っています．今日，上村さんが大きな活躍されているのは，めげずに努力されている結果だと思います．

　奥様も非常に元気が良くて，そんな精神的な肉体的な素因があって今日の上村さんがあると思います．2人で1本ですかな．ご夫婦としてのコラボレーションという意味でも素晴らしいと思います．

納税できる自立に向かって支援するのが本当の福祉のあり方

―知事さんはもともと福祉には強い関心がおありだったのでしょうか．

梶原：私ね，国の役人をしておりまして，20歳代のときに福島県に出向して福祉の課長を務めたんですよ．婦人児童課長といって，いろいろな障がいのある子どもさんとお付き合いしていたんです．そういう意味でも上村さんご夫婦に親近感をもったんです．

そして，福祉にずっと関心があって，いろいろ勉強していました．欧米では障がい者対策というのは一種の社会的投資なんですね．いろんな本を読みましたけど，欧米では「これだけ障がい者対策に投資すると，将来税金でこれだけ戻って来る」とある意味ドライな計算をしているんですよ．これは非常に大事なことです．福島県で福祉の対策をしてきたころから思ったことは，やはり障がい者の皆さんは，個人個人一人の人間として自立を目指されているということでした．その1つの姿が働いて税金を納めることだと思うのです．そういう1人の人間として100％自立しているというのが理想像だと思うのですね．もちろん100％ではなくても，10％20％30％自立している，ということが本当の福祉だと思っています．

―いろいろな自立の型があるのだろうと思います．

梶原：上村さんは当時からそういう考えになりつつあり，一方，世の中も情報社会になってきた．いわゆる頭脳労働ですよね．身体に障がいがあっても，何らかの形で頭脳を活用して自立しているということですね．上村さんは身体的には障がいがありましたけれども，頭脳のほうが活発に機能する人でしたから．幸いITの時代が来たこともあり，私は「ITで自立して税金を払ってください」と言ったんです．

障がい者の方に税金を納めろなんて酷に思われるかもしれませんが，それが本当の障がい者対策だという信念がありましたので，あえて申し上げたんです．そうしたら，上村さんは意外に，「望むところだ」とおっしゃったので，それから意気投合して，一緒にいろんなことをやってきました．今考えると最初はそのようなところですかね．

北欧を視察，自治体から市民までの意識の差に驚く

――この本の中でも，知事さんが議会でご発言されただとか，上村さんが海外に見学に行かれるときにバックアップされただとか，日本のシリコンバレーとしての「ソフトピアジャパン」の建設とか，そのほかいろいろな福祉の企画など，制度を超えた「街づくり計画」など多方面の活動の立案・実施に尽力されたとうかがっておりますが，どういう県をお創りになろうとお考えだったのでしょうか．

梶原：当時はまだ，そんなに福祉が前に進んでいるという時代ではありませんでした．岐阜県は岐阜県なりの政策があったんでしょうけど，まずは先進国に学ぼうということで，進んでいると言われる北欧に上村さんもご一緒に訪問したんですけど，やはり根本的な考え方が日本とは違っていましたね．行ってみて考え方の違いにびっくりしました．国が福祉政策を頑張るということで税金も 5 割くらいで，それを国民が納得して納めていて，そして生活に不便のない素晴らしい政治をやっておられるんですね．市民の意識レベルも凄いんですよ．

たとえば障がい者対策なんかも看護師さんなどのグループに入札という手続きを通してするんですよ．そういう市民や団体が現場で介護する事業をやっているんです．

一定の金額をそのグループに渡したら国や自治体は干渉しないで，自由に競争させてやっているんです．素晴らしいと思いました．本当は日本もかくあるべきだと思うんですけど，ほとんど進んでいないですね．権限，財源，情報というのは一体化しなければいけないんです．

情報があってこそ正しい仕事ができる．お金も有効に活用できる．権限，財源，情報の一体化の原則から日本は離れつつある．情報はないのに未だに東京の霞ヶ関や永田町なんかがほとんどの権限，財源を握っているんですよ．だから現場のニーズが的確に反映されていない．情報があってこそ権限，財源が有効に活用できるのです．日本がうまくいっていないのもそれが原因ではないかと思います．

規制をなくし，市民グループを信頼し任せれば，今の予算でも十分福祉はまかなえる

—中央に権限が偏りすぎているということはないでしょうか．

梶原：私も全国知事会の会長をやって地方自治を一生懸命頑張ったんですけど，日本は中央集権だからね，表向きはどうあれ本音は，「地方には任せられない」と言っているんです．だから大きな権限，財源を握っている人間が永田町，霞ヶ関にいて地方は一生懸命福祉をやっているといってもダメなんです．権限，財源を一定の原則で現場に配分してやっていけばお金もうまく使えるんですよ．100の金が120にも130にも有効活用できる．今の財政では，100ある金が70の80の効果しかでてこない．今のお金で十分福祉をやっていけると思うんです．地方分権やってないから有効な政策にならないというのがありますね．

あとは地方側で評判が悪いのは地方議会ですね．私も一生懸命地方分権やってきましたけど，地方議会の議員には任せられないと，国会議員なんかも言っていますね．良くはなっていますけど，実際，地方議会に政策資金を私的に使っただとかのいろんな問題が出ているでしょ．私は今地方分権を飛び越えて市民分権をやるべきだと思います．北欧なんかは介護事業だとかいろいろな事業を市民のグループに任せますよね．いちいち日本のように行政が文句つけないんです．

だからスウェーデンなど，首都の市役所の職員が確か200から300人ですむんです．日本は2,000から3,000人いるでしょ．それはいちいち規制しないから，財源も権限も市民グループに信頼して任せているからなんです．だから少ない人数で足りるんですよ．日本は中央集権の悪い弊害が残っていて，細かい所まで規制する．無駄が多いですね．

無駄ということでは，政党が行政の合理化とか，無駄の排除とか言っていますけど，もっと大事な所があるのに，ピントがずれてしまっているんです．基本的には現場には上村さんみたいな人がいるんですからそこに任せれば良いと思うんです．上村さんが代表の市民グループもあるわけですから，岐阜県がお金の使い方を上村さんに一任すれば良いと思います．そうすれば1番ピタっとニーズに合った仕事ができますし，しかも予算は全然安くできると思うんですが，どうですか．

「政治屋」を選ぶ市民にも責任の一端はある．市民が目覚めて行動を

――知事さんのようなトップの考えが継承されていけば良いのですけど，いろいろ担当の人が変わると，やはり希薄化してしまうようですね．

梶原：私も今では病気がちでして，心臓や胆囊，足の壊疽など病気で入退院を繰り返していて，世間との関わりも薄くなってしまって，世の中の情勢もあまりわからなくなっているのですが．今のご指摘のように担当者が変わるとガラッと様子が変わるという行政の宿命はあるんです．ですから北欧のように市民グループになるべく任せてしまう．市民自治は市民が言わないとダメではないかと思います．

なかなか役人や政治家は権限も財源も握ったら離さない．まあ政治家と呼べる人が多ければ良いのですけど．今はレベルが低くて「政治屋」という人も多いんです．もっともっと勉強して欲しいですね．根本的には日本はそういう人を選ぶ市民のレベルが低い．文句は言うけど行動しない．文句があるのであれば，選挙の場でもっと良い人を選ぶ努力をするべきであると思う．日本の市民は選挙で良い人を選ぼうという責任感がない．それを何とかしないと福祉の問題も変わらない．市民が目覚めて，責任を持って良い政治家を選ぶ，それが一番の近道だと思うんです．また北欧のように，市民に任せるのも良いでしょう．

時代は地方分権よりも市民分権になってきている．上村さんのようなグループに任せれば良い．財源も市民に任せ，自由に使ってもらえば良い．そうするとお金も2倍3倍に生きてきます．地方分権はむずかしい．国会議員，中央政府，官僚がですね，地方政府，地方議会に対する信頼感が薄い．三位一体の改革で地方分権改革も一生懸命やりましたけど，どうしてもそういう壁がありますね．僕らの時は結構風が吹いていたのですが，今はあまり地方分権の風が吹かなくなっている．

梶原：やっぱり上村さんのような人が地方でリーダーシップをとると，いろいろと変わってくるのですが，なかなか壁が厚い．一方では，世の中がインターネットの時代に変わり，世論がインターネットで形成されている．できれば，その専門家と市民グループが連携して，インターネットを通じて世の中を変えていくという方法もあると思うんです．インターネットがアメリカの大統領選挙でも大きな影響を与えてい

る．うまくやり方を工夫すれば，とんでもない力を発揮する．

ITの時代に上村さんがいて，岐阜もここまでこれた

——「ソフトピア構想」は知事さんのときにお考えになったんですか？

梶原：知事になったとき，県民夢投票というものをやったんです．そうすると飛騨の主婦の方がこれからはソフトウェアの時代だと提案してきたんです．そのことに驚きました．ハードの次は，ソフトの時代だと思い「ソフトピア」を構想しました．当時は早すぎる政策で，理解してくれる人もなかなかいなかったのですが，かえってわからない政策だったから早く進んだのかもしれません．自分のペースでできたんだと思うんです．今日まで続いてますからね．

——素晴らしいですね．

梶原：特に若い人が進んでやっています．岐阜県もITが進んでいる所じゃなかったのですが，あえて行政指導でやるしかなかったと思いますよ．その中で上村さんも活躍する場ができたと思います．やはり場を作ってもリーダーがいなければいけないと思います．岐阜県の場合は上村さんがいらっしゃって，そして時代がITの時代がありましたから，ここまで来れたと思うのです

トップに悪い情報は上がらないけれど，悪い情報こそが必要な情報

——お話しが変わってしまうのですか，少数の意見を広げていく目安箱をお作りになったのは，どういうお考えからですか？

梶原：私，「ガヤガヤ会議」というのをやったのです．県のあちこちでなるべく偏りのない人で言いたいことを言ってもらう．私は，永く行政を経験していて，トップには情報が入らないと感じました．行政にいると悪い情報は上がって来ないのですが，われわれはうまくいっている情報よりもうまくいっていない情報の方が欲しいんです．だけど事実は逆で，良い情報だけ入って，悪い情報は塞いでいく．その結果トップが浮いてしまうのです．私も福島県や鳥取県で地方の課長などを経験しましたから，そういうことを身に染みて感じていたので，知事になったと

きに「ガヤガヤ会議」をやろうと思っていました．行政は県議会だけで十分ではないかといっていましたけど，公的な県議会などの場だけじゃ足りないんです．やはり，トップはいろいろなパイプで情報を持たなければいけない．ですからいろいろな場所を通じて自分で情報を取るようにしていました．そのひとつが目安箱ですね．

　「ガヤガヤ会議」以外にも障がい者だけでカレーを食べながら意見をいう会など，ずいぶんやりましたよ．とにかく行政，特に福祉関係というのは決め込む前にトップは情報を沢山もっていないと，ニーズにマッチした行政はむずかしい．特に日本のような体制ではね．北欧のように市民に任せると良いんです．北欧のように市民に任せれば，立派なことやりますよ．日本の市民のレベルは高いんですから，もっと信頼しないといけない．信頼すればかえって不正も起きない．不正というのは任せられるとできないんです．そして市民レベルもレベルアップされるので，不正も起きなくなる．任せると不正がでると思うと，逆なんです．そういうところも変えていかなければ，日本は借金ばかり増えて潰れてしまう．せっかく市民レベルで上村さんのような人材も育ってきている．行政はそれを活用しなければいけない．一段上から物事をやろうとするからうまくいかない．任せたほうが楽なんです．日本の根本的な問題は，権限，財源，情報がバラバラになっていることだと思います．

インターネットがキーワード

　——やはり福祉関係は北欧の方が理想ですか？

　梶原：そうも言えません．たとえば日本で消費税を5割にするといったら大問題でしょ．ですからどこまで政府が面倒みるか，北欧のように丸抱えしてその代わり税金が沢山になるのか，アメリカのようになるべく政府はお金を出さないで，自立させるやり方なのか．今の日本は真ん中ですね．基本的な考えを変えないと，表面的なことばかりでは，うまくいきません．しかし，その枠の中でも，お金の配分を工夫すれば，市民分権もできる．外国の良い所をとって政治家だけじゃなく市民レベルも考え方を変えていかないといけない．消費税アップだけでワーワー言っているようじゃあね．恩恵が感じられないから，お金を取られる印象が強いんでしょうけど．その辺を市民が変えていかなければいけない

ですね．

　武器としてはインターネットがあるんです．昔から「由らしむべし知らしむべからず」という言葉がありますけど，今は時代が変わってインターネットがありますから，みんなに情報を持ってもらって，改革をすることができるんです．インターネットがキーワードです．インターネットをうまく使えば良い．そういうのは若い人が得意なんですよね．ですから世代交代したら世の中が変わっていく．

先端技術と再生医療に期待

　—今のお話しを聞いていると知事さんは昔からそういうことにご理解があられたようですね．

　梶原：私は新しいものが好きなもので．新しいものに対して寛容といいますか，今でいうと人工知能に興味があり，本を読んでいるのですが，障がい者の頭脳労働を活用するという点では，AIを中心にガラっと変わると思います．労働は頭脳中心になって，肉体労働はロボットに任せろという風に．上村さんには長生きしてもらって，その時代をうまく障がい者に取り入れていくことが必要だと思うんです．先端技術をどう使うかその辺ですね．ビッグデータだとか，自動運転技術で行動の自由なんかも変わって来るでしょう．圧倒的に身体不自由の人も有利になっていく．頭脳労働者が足りないんです．障がい者の中にも素晴らしい頭脳を持った人がたくさんいますから，どう活かすかということが大切ですね．

　もう1つの側面は再生医療ですね．上村さんのような脊髄損傷でも再生医療で治る可能性も出てきている．自身の寿命と再生技術の進歩との競争ですけども，もの凄い勢いで進歩していますから，見込みありますよ．先端技術と再生医療，これが障がい者の方々のこれからの夢ですよ．先端技術と再生医療を通じて，自立して税金を払ってもらうことが課題ですね．上村さんも長生きして，奥さんと新しい時代を切り開いていただきたいと思いますね．

　たしか前に出された本のなかに，「もし神様がいるのならもう一度元のように歩きたい」という言葉がありましたが，あれからもう25年，割と私は日本の医学の進歩は早いと思いますよ．再生医療と先端技術を

使うことができれば，変わると思います．iPS細胞の発見は大きいと思います．

県に限らず市町村でも，できることはたくさんある

——全国を見ても，これまでの歴史を見ても，知事さんのお仕事によってその県の福祉の状態が凄く変わるという印象があるんですよね．兵庫県でもリハセンターがしっかりしていて県全体のリハもよくなっているんですよね．やはり，知事さんの考えで変わっていくんだろうなあというのはありますね

梶原：知事の所見で変わってくることはありますが，市町村でもできることはあります．その現場レベルでもトップの考え方でだいぶ変わってくる面も当然あると思いますよ．だから市町村も大事ですね．特に福祉はね．

私が福島県で福祉の課長やっている時の係長がね，お嬢さんがダウン症だったんですよ．やはりそういう人は一段と違うね．同じ仕事やるにしても違ってくる．そういう人が福祉をやってくれると良いなと思いますね

——中央官庁ではどちらに所属されておられたんですか？

梶原：建設省だったんですよ．特に道路行政を長いことやっていました．イケイケドンドンで当時物凄い量の道路作っていたんですよ．一時，戦後間もなくは，「道路予定地はあるけれど道路がない」とアメリカの調査団に言われていたんですよ．そこでガソリン税という税金をもらいましてね．田中角栄さんが作ったガソリン税という目的税が良い制度でね，それでどんどん道路を作りました．

私はまあいろいろなことをやり，役人離れとは言われましたけど福祉も建設も勝手にやりました．そんな恐る恐る仕事やっても面白くないでしょ．自分で責任取ればいいんだから，イケイケドンドンで特に地方でのびのびとやらせていただきました．

（2017年3月28日 於 岐阜キッズトリーム　聞き手 編集部）

このインタビューの後2017年8月29日，
梶原　拓 元知事はご逝去されました．
謹んで哀悼の誠をささげます．

第 **3** 部

社会参加・就労支援活動に取り組む

第5章　海外の障がい者の事情から学ぶ
　1 日米障がい者会議に出席
第6章　社会参加・就労支援のための活動を開始
　1 就労を望む声
　2 就労を目指す前に必要な課題の解決に向けて
　3 夢の実現を目指して
　4 障がい者の社会参加を支援する
　5 重度障がい者の就労目指して
第7章　バーチャルメディア工房ぎふの登録ワーカー紹介
　1 取り組みの紹介—大垣PCサポート
　2 仕事を離れて

第5章

海外の障がい者の事情から学ぶ

１ 日米障がい者会議に出席

障がい者が企業のトップをしているのに驚く

上村：日米障がい者会議の会場（写真17）はアメリカのセントルイスでした．代表に選んでいただきましたが，こんな機会は絶対にないと思って，参加させてもらいたいと思っていました．前の年に「リハ工学カンファレンス」が北海道の札幌でありましたので，札幌に飛行機で行くことにしました．

八代衣：怪我をして動けなくなってから飛行機に乗ったことがなかったので，いきなりアメリカ行きってことは少し不安です．練習をしてからと思い北海道まで試してみたのです．大丈夫だったので，これは行けそうだなと決めました．

上村：1990年にちょうどアメリカでADA（「障がいをもつアメリカ人法」，障がいによる差別を禁止する適用範囲の広い公民権法の一つ）が制定された直後の障がい者会議でした．写真17の右から二人目のメガネかけたおじいさん

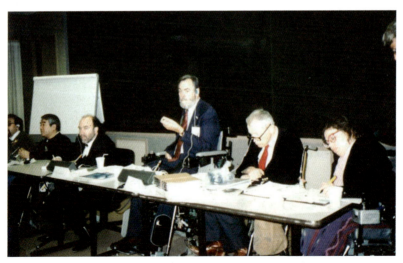

写真17　アメリカセントルイスで行われた日米障がい者会議に出席

が，ジャスティン・ダート・ジュニアという人です．お弁当箱で有名な「タッパウェアの会社」の社長らしかったです．

八代衣：ジャスティン・ダート・ジュニアさんはそのときの大統領（ブッシュ大統領ジョージ・W．ブッシュ）の諮問委員になっていました．

上村：アメリカは大統領が変わるたびに，日本でいうと文科省の系列の中に，リハビリテーション部門があって，そこに障がい者の代表を諮問委員としてつけます．お父さんブッシュ（ジョージ・H．W．ブッシュ）大統領の諮問委員．レーガン大統領の諮問委員をした人もいました．

そこにいた人で，頸損者なのに企業のトップをしている人がみえて，40人くらいの健常者を採用してみえました．頸損者が健常者の上に立ってやれることが何よりの驚きでした．結婚されていて，3人養子をもらって育ててみえました．その養子の3人がスペイン系，中国系でした．国が皆違っているのに，母国語が喋れるベビーシッターまでつけて育ててみえるのを聞きました．養子縁組を障がい者にも許してくれるという国の考え方と，この方が就労していて，1991年当時に既に働きに見合った収入を得て，優雅な暮らしをしていました．この当時日本からアメリカへ　バリアフリー見学のために，年間3,000人くらいが行っていたっていう時代です．でも実際に行ってみたらサンフランシスコは坂道が多く手を放されたら，車いすが走って行ってしまう状態でした．そのうえ，裏道に入ると段差だらけです．こちらの人が言っていたのは「おそらく日本と一緒ですよ，観光ルートのところだけ」と言っていました．でもこういう人たちの活躍を見ると，合い言葉がPeople First「障がいがあろうがなかろうが人としてどうあるかが大切なんだ」とそれは実感できました．今後，機会をもらえたらそういうことを伝えたいと思いました．

八代衣：「日本からだけですよ．養子として子どももらえなかったのは」とも言われました．このご夫婦が3人目に日本人を養子に欲しかったそうですがもらえず残念だったそうです．この会議で重度の障がい者が働いていることに対してすごく衝撃を受けました．給料をもらっているとは，またびっくりでした．こういったことが障がい者にもできることに対して強烈な衝撃を受けたのでした．

全盲の大学教授に刺激を受ける

上村：私がこの会議で話をさせてもらったのは，畠山さんにお世話になって「こんな機器を使って頸損者が生活できるようになりました」という部分を話

させてもらったのです．そのとき，アメリカでは重度の人が機器を使って生活するということにすごく関心があったみたいです．環境制御装置には，特に関心があったようです．それまではスウェーデンかデンマーク製で5チャンネルくらいでした．それでも値段が600万円とかそれよりもっと高かったそうです．

ここに来ている人が知らなかったのか，情報が伝わらなかったのか，アメリカは広いからでしょうか，興味をもってもらえて嬉しかったです．写真に写ってはいないのですが，全盲の方が大学教授として働いてみえることも驚きでした．日本の障がい者就労の立ち遅れを痛切に感じました．

八代衣：目が見えないのに大学教授になれるのですよ．今でこそ，障がい者差別禁止法ができ，能力があれば障がい者であろうがなかろうが採用して貰うことができるので関係ないのですが，当時のアメリカってすごいと思いました．

上村：同じ会場で出会った人で，脳性麻痺なのに自分で運転して400 km走ってきた人がいました．それも驚いてしまいました．脳性麻痺って不随意運動がはいるのに，それでも運転できるのだ，進んでいると感じて，日本に帰ったら何かしなければと心から湧き出るものを感じました．

ピープル・ファースト（People First）は有名な言葉で，同じころに，セルフ・アドヴォカシー（Self Advocacy）が言われ始めました．知的障がいを持つ人たちの会合で，ある少女が「わたしは，障がい者としてではなく，まず人間として扱われたい」と発言したことがきっかけとなって運動が始まったのです．

障がい者だから許されるわけではない

八代衣：アメリカに行く前に厚生省に挨拶に行ったときのことを思い出しました．ヒゲの殿下（三笠宮寛仁殿下）がいらして，挨拶の中で「障がい者もきちんとした身なりをしなさい，障がい者だからどんな服装でもいいというものではない，時と場所をわきまえた服装で出掛けないといけない」というような内容のこと言われたことでした．

上村：自分より目上の人とか，それなりの人と会うときは，服装を含めた礼儀を身につけないといけないということだったのです．

八代衣：私，始めて知事さんとお会いするときに，着ていくものに悩んだのです．障がい者になった主人に着やすくて見栄えの良い服が無かったのです．寒い冬だったので，ハイネックのセータにしました．そのときはネクタイなん

てもうできないこととして思いもしませんでした．障がい者だから着やすい物がいいと思っていました．だけどヒゲの殿下のお話を聞いてからは心が変わりました．以前着ていたスーツやコートはもう着ることはないと思って全部捨てたのですけれど，また新しくスーツもカッターシャツも買いなおしました．それからは場所をわきまえた服装で出かけるようにしています．外国に行くときも，身なりは大事だということがわかりました．飛行機のパーサーもCAも，きちんとした服装でいくと対応までよくしてもらえるのです．「どこへお出かけですか」と聞かれお話しすると頑張ってくださいとサインまでいただきました．服装ってすごく大事だと思いました．アメリカで障がい者会議に参加されていた現地の参加者は皆きちんとした服装で驚きました．

　上村：このあたりが，後継者育成や世代交代の困難につながっています．時代が変わってきてヒゲ殿下のようにそういったことをマスコミを通じて言う人がいなくなりました．丸山一郎さんは，厚生省が障がい者専門官をおくようになった最初の人ですが，彼もそういうことをテレビで言われていました．差別禁止法を逆手に取ったり，皆「自分たちの権利を認めてほしい」と先にいうのだけど，人にお願いするときの礼儀作法を意識せずに，服装はラフでいいとかと思う気持は少し考えたらいいと思うようになりました．仕事をいただきに行くときは，営業マンだったらネクタイして行きますよね．そういう意識すら湧かなくなっている人が増えてきています．こちらから言って押し付けるものでもないのですがマナーとして学ぶ必要はあると感じます．

　何か人にお願いしようと思ったら，やっぱり気配りとか配慮って絶対に必要だと思うのです．そういう気持ちがどんどん崩れてきているように思えます．

　八代衣：「障がい者がネクタイするの，格好悪くない？」って逆に悩んでいる人もいました．

　八代衣：会議に同行していただいた，八代英太（当時国会議員）先生は濃い黒のワイシャツにネクタイをしていました．すごい！　さすがと思ったものです．35年経った最近の主人の状況は薬の副作用で顎が三重ほどに長くなり，今ではネクタイを締めることはあたりまえで，三重になった顎を目立たなくするのにネクタイはよいカバーにもなっています．

オーストラリア

　上村：オーストラリアにも行きました．専門学校の作業療法学科の学生さんの福祉機器の授業を持たせてもらったことがあって（写真**18**），卒業研修が

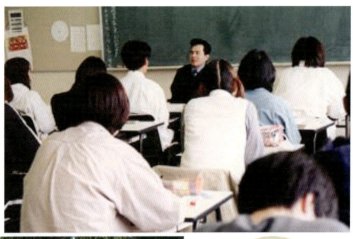

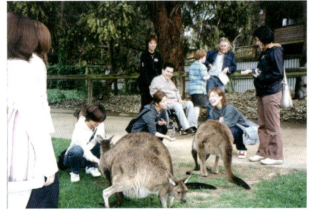
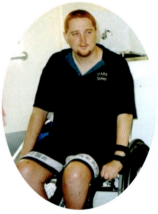

写真 18　オーストラリアの OT の養成校で講義と野外授業

オーストラリアでした．その専門学校の母体がオーストラリアの施設とつながりがあって，行かせてもらいました．車いすで会場を視察してまわり，一緒に勉強ができました．

　八代衣：オーストラリアの頸損の人はどのような生活をしてみえるのか，ということで頸損の人の住宅を訪問させてもらいました．一人暮らしの様子を見せてもらいなるほどと思うことが多々ありました．

スウエーデン

　上村：スウーデンには岐阜県の北欧視察団として連れて行ってもらいました．ここで驚いたのは，左下の写真，頸損で呼吸器つけている人が，若い男性の介助者と生活しているのです（写真 19）．街のど真ん中の中心の角にあるビルです．そのビルは高層でフロアごとに 20 歳代，30 歳代，40 歳代と分かれ年

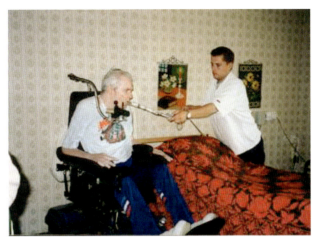
写真 19　頸損で人工呼吸器をつけた人が若い介助者と在宅で生活

齢層ごとに住むことができるマンションなのです．そこに障がい者用のフロアもあって，そこに住む住人が障がい者や高齢者の介助をすると家賃が安くなるという制度がある中で，その人は住んでみえました．もう一人介助している若い人は，韓国や北欧に多い徴兵制度があって，福祉的な仕事に就くかどちらか選ぶことができるのだそうです．

　八代衣：彼は福祉的な仕事で重度の障がい者に付き添うことを選ばれたようです．

　上村：建物の1階にレストランがあって，レストランの運営を障がい者がしていました．厨房の仕事は健常者を使ってみえました．一流のシェフを使い人気のメニューで，街の立地条件の良いところと相まって，一般の方々にもすごく流行っていました．スウェーデンには日本で言う補助金みたいな制度はなくて，建物の1階のスペースは，コミュニティから障がい者団体が借り受けて，そこで何を企画してもよいのだそうです．ここではレストランを企画してその収益を自分たちの活動にあてたりしていました．

　八代衣：借りた場所を貸し出して収入を得ることもやってみえました．

　上村：会議室も障がい者が借りたものなのに，企業やコミュニティにその会議室を貸し出して，使用料金を得ることをしていました．

　八代衣：やる気がでますよね．自分たちの利益になるようにやれるのですから．自立心も旺盛になるだろうし，やっていることが楽しいだろうなぁと感じていました．

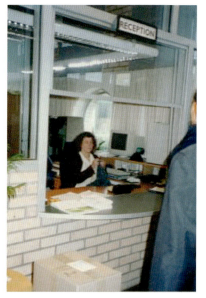 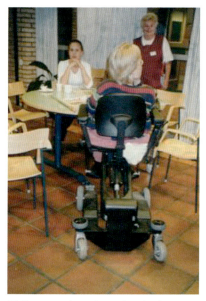

写真20　全盲の人が企業受け付けをしていた　　写真21　車いすに乗ったウエイトレス

電動車いすに乗ってウエイトレスがやってきた

上村：スウェーデンの企業「ハーダー」では，受付に全盲の女性がみえました（写真20）．目が見えないのに編み物をしていました．窓口ではしっかりした応対をしていただき，取り次ぎには，各部局へパソコンを打ったり，電話をかけてスムーズな対応をしてくださったのです．それも驚きでした．レストランでは電動車いすに乗った女性がウェイトレスをしていたのです（写真21）．重度でも働けると思いました．

八代衣：車いすがとてもスマートで，静かにすべるように傍に来て，お客にコーヒーを運んでいるのです．車いすでもできるんだって感動しました．ここでは目から鱗！　障がい者の就労について学ぶことができました．本当に刺激的でした．

上村：人との出会い，特に障がい者の就労の部分に触れたのは大きかった．

八代衣：話せない何もできない子に対して配慮されている状況を見たとき，人として認め，大切にされていると即座に感じることができました．そこはグループホームだったのですが，目も見えない，耳も聞こえないような子であっても，その子が好きだと思うものを部屋に置いたり飾ったりしていい雰囲気を演出してみえたのです．青色が好きなら青色のカーテンにしてあったりして，その子を理解し尊重していると感じました．「なんて素敵なんだろう！」って

思いました．

　上村：日本のように施設って感じがしていないのです．一般の方と同じ区域の建物に入って行くと，この家は裕福な家なのかなって思えるような感じを受けました．家の前におしゃれな駐車場があって，車が10台停められるスペースがある．周りが植え込みで囲まれていて．その奥に，住宅にしては大きい平屋建てがあって，言葉も喋れないような重度障がいの子が寝ている．その子たちが使うベッドも好みに合わせてばらばら，施設側が準備するのではなくて，本人の希望であればそうするといわれます．家族が選ぶか，それが両方無理な人は施設の職員が選んであげる．生花があって職員が毎日水をあげているそうです．

　八代衣：職員のことも大切にされています．職員の腰痛予防のために移動手段にはどの部屋も天井走行リフトを設置しその配慮がなされていました．

　上村：日本ではまだ介助者のための福祉用具の支給といったことはありません．

　八代衣：本人が好きだと思われるものが壁に貼ってあるのですよ．それぞれの個性がある面白い部屋になっています．どんな状態の子でも同じ人間なんだという優しさが伝わってきます．大事にされているように感じます．そこでもヘルパーさんが入れ替わり立ち代り「こんなにもたくさんの人が入ってるんだ！」とビックリしました．

5年単位で施設を再評価

　上村：日本もスウェーデンも北欧も一緒なんだろうけれど，障がい者高齢者を，地域へ戻そうとしています．でもなかなか在宅は無理なようで，そのために地域の中で自然のところを作って，小型化して分散してるんだろうと思われます．日本だと施設に入ったままで高齢化している障がい者が多いけれど，そこには入所者が5，6人，職員がその倍いました．高齢の人も1人2人いました．どこも同じような課題を抱えているのかもしれません．

　八代衣：うらやましかったのは，施設の経営状況の確認を国が評価していることです．良い評価のところしか経営権が与えられない仕組みだそうです．日本だったらずる賢いことをしようが，1回認可すればずっと継続できるような気がするのですが，（スウェーデンでは）しっかりと決まりを守っている施設のみが選ばれる．守っていない施設は経営権が与えられないということになるので，むしろ競争になり良くしようと努力しているようです．

上村：5年単位で評価をしているようです．コミュニティが最低のサービスを決めて，それ以上のサービスをできるところを入札のように選ぶのです．ちょっと違うけれど日本の指定管理制度のような感じです．

　八代衣：コミュニティに通っている人が生き生きしていて，おしゃれなのです．紳士的だし，貴婦人みたいで，お化粧してドレッシーな服を着て，ゲームもするのだけれど，その装いが素敵な感じがします．花柄の水着でした．化粧したままでプールで泳いだり，体を浮かせて楽しんでみえます．日本ではプールには化粧しないで入るようにと言われているようですが，スウェーデンの対応に驚きました．どんな状況になったときでも，その人が生きた人生が服装にも表れるといわれているので，「北欧の人は普段からドレッシーな服装で過ごしておられた方々だったのだろう」「モンペ姿で働いてはみえなかっただろうなあ」と頭の中で勝手に推測して，見学させてもらいました．

　上村：高齢者の施設では建物の中央に温水プールがあって，そこが周辺の住民に解放されて一緒に使える，交流の場になっています．

　——北欧で発見したことを，こちらの工房でも活かしているんですか？

　上村：これまでの中で直感的に感じたものは，意識しないうちにそうしていますし，こういうのは絶対ダメっていうのは守るように心がけています．

　八代衣：初めて講演会を催したときのこと，主催者側が全員革靴はいてネクタイ締めて正装していたら「ええっ！ジャージじゃないのですか？」と参加した人がビックリしていました．特に重度の障がい者担当の方が，重度障がい者は寝たきりで，介護されるだけだと思っていたのに……ということだったようです．でも私たちが進んでそういうことしようと思って実行したのですから，意識改革になりました．それが最初の講演会でした．それから，障がい者の意識も変わってきました．他県の重度障がい者が，「僕もこういう（上村さんのような）小さい車いすに乗りたい！」「上村さんの車いす貸して」って言うのです．その彼は大きい車いすに乗っているのが野暮ったいと思うようになったのです．ファッションにも目覚めてきたのです．主人は最初から「俺は重度に見られたくない」と装っていました．最重度なんだけど．最重度に見られたくないって意識過剰でした．

　上村：いろいろなところに出かけていくなかで，不自由さとか人の目が気になるのです．最初のころ，東京都の補装具研究所に行くときに，電動車いすで行くのですが，これ（小さい車いす）になってから言われたのです．普通地下鉄に乗るときに今はエレベーターが設置されて当たり前だけど，設置されてい

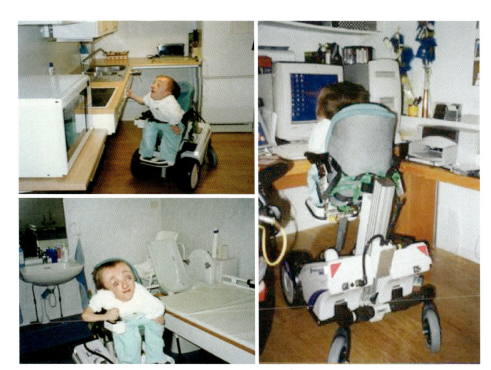
写真 22　骨形成不全で在宅で自立生活をされていた

ないときでしたが駅員さんに「お願いします」って頼むのですが，散々待たされて，駅員さんが柱の影から覗いて，その次に「おーい，軽い車いすやで，早く来い！」って3人呼んで運んでくれました．そのときに，これ見よがしに「これは軽いけど，もう一つの重い車いす，あれを1日に3台運んだら腰を痛めてしまう」とぼやかれたのです．

いまだに外出するときは，妻に押してもらって手動車いすで行ったりします．

同じ屋根の下での目立

上村：障がい者の自宅を訪問させてもらいました（写真22）．骨形成不全症で，子どもに見えるけれど，成人しています．チェルノブイリ以降，今でも何十人単位で生まれているそうです．骨が成長せずに，折れてしまう．日本でも福島での事件以降，5年，10年たってくると……そういう人が出てくるのではないかと思います．そんな彼が，2000年当時，日本でもまだヘルパーさんの活用はうまくいっていなかったのに，12人のヘルパーさんを適宜使っていました．彼の住居は二世帯住宅になっていて，同じ屋根の下で家族が暮らしてい

ました．玄関入って，左側が彼の部屋で，右側が彼のお父さん・お母さん，弟がいました．彼はヘルパーさんの介助で生活していて，家族はバカンスになるとさっさと旅行に行く，彼はヘルパーさんを利用しながら自分で計画を立てて生活をしていました．ヘルパーさんと旅行に行くというのも驚きでした．日本だったら障がいをもって生まれたら，何とか家族が自分たちで頑張ろうと抱え込んでしまうことが多いようだけれど，そういった意味では本当の自立だなと思いました．

　八代衣：今でこそ，ヘルパー制度に慣れてきたけど，このころはなかったし，12人が入れ替わり立ち代り入っているのにビックリしました．今われわれもそうだね，朝，昼，晩で3回，3人のヘルパーさんに入って貰っています．曜日で違うと何人も入ることになる．

　上村：このときに梶原知事が「ぜひ日本へ来てくださいよ」と声をかけられたのですが，本当に来られたのです．翌年だったか，2年後かに，日本にみえたときに，ここで彼と知事とうちの在宅の仲間も出てきて座談会をやりました．

　八代衣：彼は，訪問時に知事さんのお誘いに対して「僕は話すのが下手だから，スウェーデンで話し方の学校に行って勉強してから来たい」と言っていました．スウェーデンは学校は無料．それが人々に平等なのだって言われました．だからやり直せるのは学校，人生においてお金がなくても学ぶのは自由．やりたい人がやりたいことを学べる．彼は学んできたのです．日本語はできなかったけど，スウェーデン語で話し方を習ってみえたのでした．スウェーデン語はむずかしいらしいです．

　上村：岐阜県が北欧視察のとき，現地でコーディネートしてくれた人のなかに，20歳代のときにスウェーデンに渡って，向こうでは保母さんしていたのだけれど，勉強しなおしてOTになった，河本佳子さんっておっしゃる人がいて，その人のパイプで，河本さんが何冊か本を出した印税で彼を日本へつれてきたそうです．河本さんは，今お母さんが高齢になってきて，面倒見ないといけないし，自分が年だからって3年か5年休みをとって，岡山の実家へ帰って来てみえます．たまに電話をかけたりしています．

　八代衣：河本佳子さんには美男・美女のお子さんが3人みえました．

第6章

社会参加・就労支援のための活動を開始

体調管理・健康管理ができること

　上村：当時は，障がい者の社会参加が大事だというときでした．自宅でモンモンとしている障がい者が多かった時期でもありました．外に出る機会があることで自身の学びも増え，自然と社会性も身につき，自分の発言を聞いてもらえる喜びもあり，情報や知識を得るためにも必要なこととして真剣に取組むことができました．そのために福祉系の勉強をしている学生さんにはボランティアとして，手助けをお願いしていました．

　八代衣：このサークルがどんどん大きくなることで，社会参加の機会も増え，情報を得，知識を吸収し，発言の機会によって気持ちまで前向きになって来たのです．私自身の気持ちも楽になってきたと感じました．すごく良いサークルじゃないかと思います．

　上村：参考までに，この絵（図6）は，パソコンで一番最初に描いた絵です．自分の環境はこのようにしてパソコンを操作しているのです，と紹介をかねています．

　—サークルをまわす秘訣は何ですか？

　八代衣：何が秘訣かな，体調管理・健康管理が第一にできていれば何とかなるよね．身体があって，提供できる情報があれば，いろいろなことができると思います．

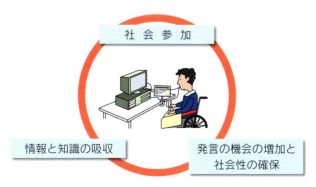

図6　社会参加の良循環モデル

上村：その前に，病院から家に帰って，何とか生活できる場を整えるのが最初かな．

八代衣：私も主人がある程度自立でき，身体に自信ついたのでいろんなことやれたのだと思います．それこそ，当初のようにおしっこのこと気にしていたら，できないよね．熱も出ずにすごせるようになったからこそやる気が出ますよね．

上村：外へ出て行こうと思うと，外で尿管理や排便で失敗したら，絶対に恥ずかしいし，もう外に行こうとも思わないと思う．そのために，自分のリズムを作って，失敗のないように前もって処置をして安心して外にいけるように実行しています．

八代衣：何人もの人に排尿の管理の仕方を教えてあげました．ある会で頸損の人から「僕おしめをはめているから，あまり外に行く自信がない」と言われて，「そういう場合はこういうふうに取ったらいいのよ」と教えてあげながら，持っていた蓄尿袋をつけてあげたのです．しばらくして本人から今までが嘘のように楽になったと連絡がありました．そんな出会いからいまだにその人との関係がつながっているのです．

また，悩み自殺未遂が原因で頸損になった人とも出会いました．その人もおしっこの管理ができなくて悩んでみえました．教えてあげたところ，「上村さんのおかげや」と言ってくれました．尿管理がうまくいってから行動にも自信がつき，結婚したそうです．いまだにその人とも年賀状繋がりがあります．

上村：東京の八王子に障害者の自立ホームがあってそこに地方から出てみえたのです．われわれも怪我して間もないころに東京に出て来ないかと言われた所です．その彼は，そこへ行っていろいろ活動しながら，ボランティアの人と出会い結婚して頑張っています．

八代衣：社会に出て行くきっかけって大事で，われわれも情報を得にいくことで前向きになれる機会をもらってくるのです．またそれを他の方に伝えていくだけで，場がもて安心でき，伝えあうことで仲間作りもできたように思います．たくさん勉強会もやりました．就労のメンバーが集まれたのもこれまでの仲間作りや関りがあったからこそできたことも大きいと思います．

最近は新たにそれもできにくくなりました．個人情報保護の制度で仲間作りがむずかしくなっているのです．

―頸損になったからたくさんのことができた！！

上村：もし頸損になってなかったら，郡上の山奥で朝弁当を作ってもらい職

場に行き，夕方日が沈むか沈まないかに家に戻る．親ばかだから休みの日は家族と過ごす．そんな生活だっただろうなと思います．でも頸損になってから元気な状態だったら絶対に出会えなかったような，畠山さんとか，外国の人とか，いろいろな人に出会うことができました．元東大教授の上田敏先生もその一人です．障がいがなかったら，リハビリテーションの本も読まないし，出版社から「作業療法ジャーナル編集委員特別賞」（平成4年）をもらうこともなかった．

今回，自分の新たな病気が見つかり身体的に行き詰り，いろいろな課題もかかえ，あれこれ思う中で，前に出した『明日を創る』からは何年もたち当時からの状況も変わってきていることや，自身も年を取ってきたし，そういつまでも続けられないし等々，考え込みながら，ここで何か再度残して置きたいなぁと思っていました．

八代衣：職場の仲間には癌であることは話しておりません．近年の入院期間は短くて，早い段階で退院できたので，検査入院ということで伝えました．その間の入院中にスタッフは，とても頑張って仕事にのめり込んでくれていました．病院からはもう帰ってこない状況下に置かれ，その後も都合上入院中が継続しているようです．仕事について一切報告なしに進めていたのですから，ありがたいことですが……，この職場は重度の障がい者が参加できるための窓口として，担当者は大きな心と優しさをもって，誰でも気軽に立ち寄れる場所として継続してほしいと願っています．

上村：癌にかかって以降，手術にいたるまでの過程では，長年動かない腕の血管が細くなり造影剤の点滴の針がうまく入らずに液漏し，腕が2倍ほどの太さになったことや，内視鏡検査，胃カメラなんかも健常な人のように日帰りってわけにいかないし，気苦労も増えストレス時間がかかるのです．神経が麻痺しているので気づかないことが多いのです．頸損になってから，ずっと胃潰瘍かなぁと思って，先生に「痛みわからないけど，胃潰瘍はどういう症状が出ますか？」と聞くと，「まず熱が出るし出血するから大丈夫だ」と言われても納得できずにいました．すごく不安で常に胸焼けしたような状態であり，ベッドの上で食事すると，消化しにくいように感じたり，そういったことが続いた状態でありながら，ずぅーと過ごしていても気づかないでいたのです．たまたま他のことで，CTをとったときに，「影がある？」と気づいた人がいたから運よく助かったけど．でも，見立てって診療科？医師？病院によって大きな差があるのですね．最初にCTで気付いてもらった病院では肺，紹介者を頼り受け入

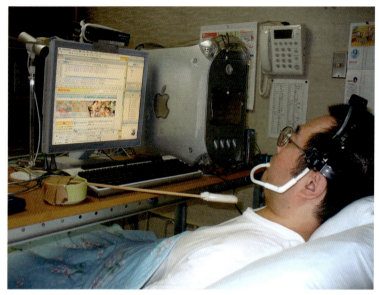

写真23　就労を望む頸損の仲間

れてもらえた病院では，先に手術が必要なくらい大きいのが大腸に見つかり，あのまま最初の所にいたら手遅れになっていたかもしれません．

　頸損で亡くなった人で，何で気づかなかったのだろう？　気づいたときにはもう遅かったっていう例があったのですが，これらのことも含めて何か情報提供をしていかないとと思っていたやさきに，偶然にも「出版しないか」とのお話をいただいたのです．

1 就労を望む声

　上村：「仕事をしたい」と同じ思いを持つ障がい者の仲間が多くいます．写真の彼は，私と同じC4の頸損でヘッドマスターを使い，口にくわえた呼気スイッチでマウスのクリックをし，すごく良い仕事をしてくれています（写真23）

2 就労を目指す前に必要な課題の解決に向けて

　上村：何とか仕事をできるようにしたいと願ってもわれわれにはいっぱい

表4 就労をめざす前に必要な課題の解決に向けての活動の
　　　いろいろ

生活基盤の整備
情報の入手の手段の確保
体調把握と健康管理
移動手段の確保
コミュニケーション手段の確保（人間関係／強調）
就労手段・環境の整備

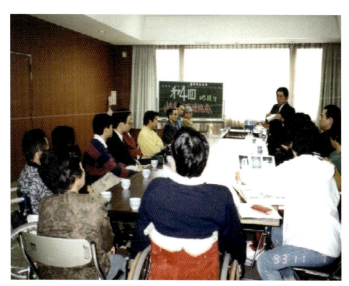

写真24　頸損者同士で就労についての勉強会

課題があります（表4）．その課題を解決するために，同じ岐阜県の頸損仲間が集って，会を作って勉強会をしたりしています．写真24は皆で集まって梨狩りに行ったときのものです（写真24〜25）．

　八代衣：いろいろな思いをこうして声に出して，実際に行動して，伝えたいことの思いを冊子にまとめ活動を理解して欲しいと願う機関に発送してきました．県に，われわれも働きたい，やりたいことがあるのですと，主人が県の目安箱に何度も書いていたこともあってか，ここ「ソフトピアジャパン」，大垣市に来ることにつながっているのだと思っています．

　上村：どうしてなのか障がい者に対することでは，他県からの情報が入らないのです．だからこのようにして勉強会や講演会を開いて，厚生省から講師を招いたりしました（写真26）．

　「頸損連絡会岐阜」を立ち上げ第1回目の講演会に，今は亡き調一興先生（初

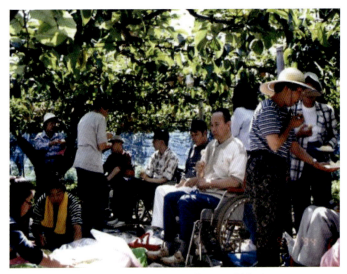

写真25　勉強会の仲間と梨狩り

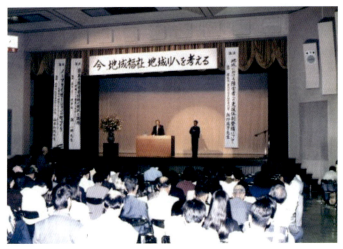

写真26　厚生省から講師を招いて就労問題を考える

代東京コロニー理事長）また当時（厚生省の障がい専門官）の奥野英子先生をお招きして就労問題について，勉強会を開催しました．

　八代衣：厚生省との人間関係を深めて情報を得，県の担当者にもなんとかわかってほしいと願っていました．

　上村：なかなか理解が得られませんでした．

3 夢の実現を目指して

上村：「何かやろう！」と思ったら自分でやるしかありません．妻が働いてくれていましたので，その収入で会の機関誌は自費でつくり，郵送などもやっていたときがあります．

八代衣：物事を実行しようとするとき他力本願ではなかなか動くことができないと思うのです．自身が身銭を切らないと何もできないのではないか．待っていてはだめだと思いました．

上村：何とか収入を得たいと焦せっていました．でもなかなか県の理解も得られませんでした．頸損になってから毎日暇でテレビばっかり観ているのですが，ドラマは見飽きてきてしまい，最終的には連続ものでない料理番組か旅番組かクイズ番組でした．その中のクイズ番組を観ていて，自分も出ようかと思いました．しかしほとんど早押しで勝敗が決まることが多いのです．私は手が動かないし，畠山さんに息でできるスイッチを作ってもらって出ようかって思いました．たまたま見ていたクイズ番組で，早押でないものがあったのです．すると妻が即刻，番組に申し込んでいたのです．

八代衣：この番組は古館伊知郎さんと和田アキ子さんの番組で，「クイズ悪魔のささやき」という番組名でした．貧乏な人がでるのですが，「パソコンが欲しいビンボー」ということで出ました（写真27）．

上村：もちろん自分のパソコンは持っていましたが，場所を作りたかったのです．そのためのパソコンが欲しいって．そしたら，この番組は後ろに100人の人がいて，その人たちが感動してボタンを押すと1人1万円．1次ステージで不満だったら，2次ステージに進むのですが，このときに私たちの前の出番の人が，女性3人で「日本中の日本酒を飲みたい！」と言っていました．和田アキコさんも呆れていたところだったので私たちのことに妙に感心してもらえたのか，1回目に90万円ついたのです．

八代衣：「酒が飲みたいビンボー」のメンバーの賞金は30万円だった．私は最高100万円が欲しかったのですが，1回目の審査で90万円つき，われわれにしては大きい金額だったこともあり，頭の中が真っ白になったらしいのですが主人が90万円でOKしてしまったのです．

TBSに呼んでもらって，すごいなと思ったのが，東京駅までリフトタクシーが迎えに来てくれて，昼から夜9時過ぎまで収録だったのですが，他の人

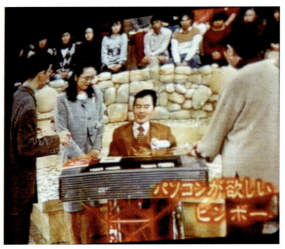

写真 27　作業所の設立資金確保のためにテレビのクイズ番組にも出演

はその日に収録終わって帰えられましたが，われわれは泊めてもらえたのです．

　そのときに，古館さんが頭の良い人だって実感しました．名古屋の予選からの資料が，A4 の紙で 6，7 枚あって，それを 1 回の収録で 8 人分読まないといけないのに，控え室入りして 30 分あるかないかで，全部の資料に目を通され，全員のを読んで，間違えることなく頭に入って質問されました．すごい人だと思いました．このときに 90 万円もらって，工房の前身の作業所，パソコンをやるところをアパートの一室で始めたのです．

　この場所にも専門家や障がい者がみえてパソコンの取り組みに期待していたのです．

4　障がい者の社会参加を支援する

　上村：Windows 3 台，Machintosh 1 台，プリンターなどの各周辺機器も揃えて置き，それで勉強したい人に来てもらっていました．そのうちソフトピアができるという，地鎮祭の話をテレビで観て，「そんなのを作るのだったらその中に障害者の支援をする所を設けて欲しい」と書いて目安箱に出したのです．そしたら，ソフトピアジャパンがオープンする前年の 1995 年 12 月 28 日，仕事納めの日に，県の福祉課係長から電話がかかってきて，「これから行ってもいいですか」と言われたのです．もちろん断る理由もないし，最初にはじめ

第6章　社会参加・就労支援のための活動を開始

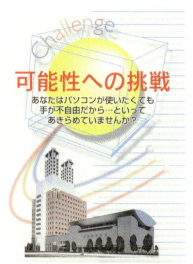

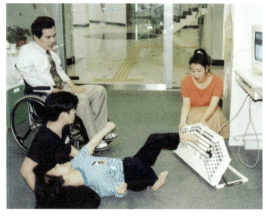

写真29　足でキーボードを試す女性も参加．
　　　　いまでもつながっている．

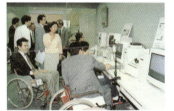

写真28　「福祉メディアステーションのオープン」

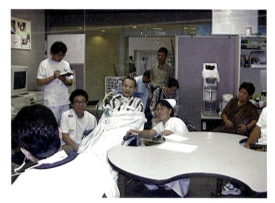

写真30　入院中の人も医師と一緒に将来のために参加

たアパートに来てもらいました．「ソフトピアであなたのおっしゃるようなものを作るから企画の段階から入って欲しい」と言われました．4月のオープンで，6月から1階に「福祉メディアステーション」というIT機器を使うのを試したりするところを作りました．そのときの写真です（写真28）．

写真28は畠山さんたちのグループに関わっていただいた，足で押す大きなキーボードです．試している女性とは，今もつながっています．

写真30の人は入院している人でしたが，ドクターが良い人で，退院した後に少しでも役にたてばということで，一緒に来られたのです（写真30）．そんなところに関わらせてもらったのが仕事での第一歩です．

八代衣：すごかったです．このときはスタッフも頑張ったし，相談員も頑張りました（写真29）．

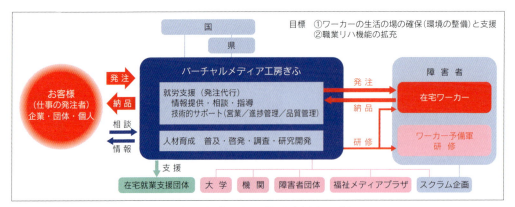

図7 重度障がい者の就労支援を目指して
1998年岐阜県「バーチャルメディア工房ぎふ」支援事業スタート

5 重度障がい者の就労目指して

　上村：そんな中でパソコンを使えるようになった人が「自宅で仕事をできるようになりたい！」という思いを県も受け止めてくださり，バーチャルメディア工房支援事業が始まりました．
　スキーム（図7）は県の方といろいろ練ってここまでやってきたのですけど．
　—：どういった企業が支援をしてくれたのですか？
　上村：行政が多く，まだまだ企業の割合は少ないです．ただし途中から行政の仕事がむずかしくなりました．結構厳しいけれど，私が今関わっている学会のホームページも含めていろんな企業，なかにはお寺さんのもありますが，ホームページ作りなどパソコンを使った事務作業が中心です．
　梶原知事が，「これからは障害者も税金払ってもらわんと！」「そのために必要な支援はいくらでもする！」と言ってもらえたことが，それが後押しになって，頑張ってやろう！と立ち上がりました．本当に嬉しく思いました．むしろそういうことを国が言ってくれたほうがいいですね．自立できる人は金を稼げるようになれ，そのために訓練期間を延ばしてやるというように．
　八代衣：むしろ訓練をしっかりやって社会に出て収入を得てもらいたいです．
　上村：助成金を出すより，スウェーデンみたいに場所を貸し出して，ここで自分たちで考えた取り組みをしてください，というやり方をしてもらえたほうがいいと思います．

第7章 バーチャルメディア工房ぎふの登録ワーカー紹介

　上村：「バーチャルメディア工房ぎふ」のメンバー（写真31）です．取り組みを始めたころは障がい者の就労環境も今と違い，在宅でしか働けないと思い参加してきた人達の中で，これまでに企業等へ就職した人や起業した人も何人かいます．求めるものは人によって違い，生活の糧としてのお金だったり，生きがいだったり，社会や家庭の中での存在感だったり，いろいろです．でも皆が熱い心で頑張っています．

1 取り組みの紹介—大垣 PC サポート

　上村：工房の取り組みの一つに，地元大垣市から委託を受け実施しているPCサポートがあります．市販のマウスやキーボードが使えない人からの相談を受け，いろいろな特殊入力装置などを試してもらい，時には畠山さんはじめいろいろな人の協力を得，その人にあったものを作ってもらうこともあります．
　パソコンを必要としている子に導入の手だてとして，キーボードが使えない子には使えるような環境を設定し試してもらい，使えるようになるための支援をしています（写真32）．写真の子は視力が弱く，指の力も弱かったのですが，良く努力していました．
　今年成人式でした．着物を着た姿の年賀状をくれましたが，年賀状も自分で作れるようになりました．そうした長い付き合いもさせてもらっています．
　また，就労に向けいろいろな訓練も行っています．顎でトラックボールを使っている人もいますが，重度だとなかなか訓練を受け入れてもらえません．うちの場合は，同じ障がい者がサポートしているのだから，どんな障がいがあっても，本人が出てくることさえできたら受け付けるスタンスで行っています．その人の環境にできる限り合わせて対応するように心がけています．
　―障がいをもった子の身体や環境に合ったものを処方するのは，セラピストですか？

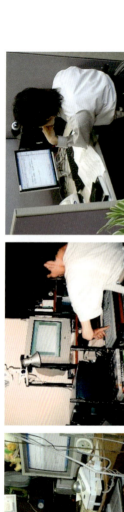
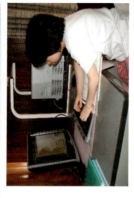
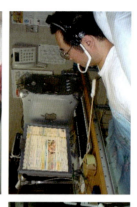
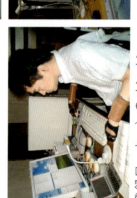
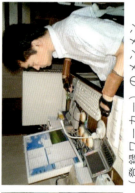
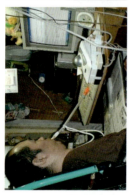
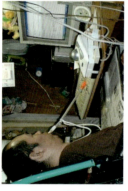
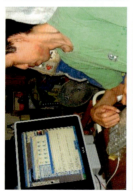
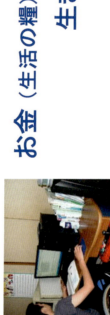
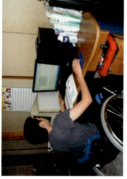
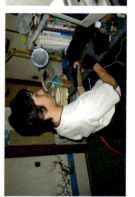
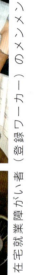

お金（生活の糧）　生き甲斐　存在感の確保

写真31　在宅就業障がい者（登録ワーカー）のメンメン

第 7 章 バーチャルメディア工房ぎふの登録ワーカー紹介

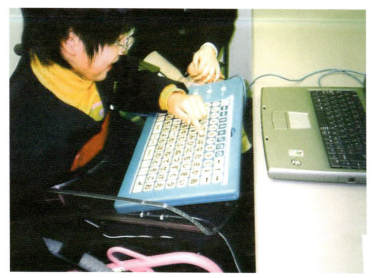

写真 32　キーボードの使えない子のための支援

　上村：最初のころは畠山さんにも来てもらい，相談したい方を見てもらい指示をもらっていたのですが，畠山さんが横浜（横浜市総合リハビリテーションセンター）に行かれてからはメールで相談しています．門前の小僧，じゃないけれど，畠山さんやリハ工学カンファレンスに毎回参加している中で，情報をいっぱい得ることができたので，それを試してみたらどうですか，ということが多いです．

　八代衣：私も，一緒に参加して多くを学ばせてもらいました．はんだ付けの講習は役に立ちました．わが家の電話器分配の接続からインターホンのハンダ付けまで指示してもらい作成することができました．

　上村：本当に良い人と出会えたし，そこで得たものを自分だけで持っていては悪いし，役に立つと思ったら広めたいということもあります．

　八代衣：不自由な体になって必要としているから作ってもらいたいとお願いするし，お願いして作ってもらえたら，使いこなし生活により満足して前向きになっていく．

　だけどその段階でとまっていては申し訳ない．世の中でわれわれのように困っている人に紹介して「使ってみたら」って言いたくなるじゃないですか？それの繰り返しです．

　上村：生活の支援と就労のバリアフリーをテーマに，毎年そういう催しをいろんな人に呼びかけてやっています．

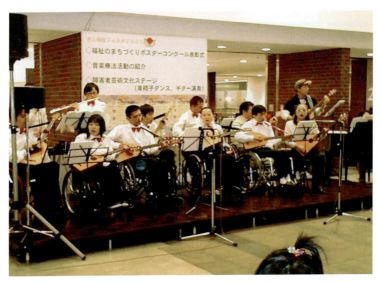

写真33 「バーチャルメディア工房ぎふ」のギターバンド The Only One の演奏

2 仕事を離れて

　上村：もちろん仕事ばっかりしていても，特に在宅だと人との交流が無いからストレスがたまるのです．だから，その対策としてできること，毎年皆で交流しようと忘年会と夏にBBQ大会なども開催しています．

　そんな中，岐阜県のギターを作っている会社の社長さんが沖縄のBEGINというグールプと一緒に，これからはギターを軽量化して，女性にも親しんでもらおう，ということで「一期一会」という四弦のギターを出されたのです．JRの岐阜駅で展示会があって，その場で出会ったときに「これは障がい者でも使えるかも！」と話したら，「試してみたら」と言ってくださったのです．

　八代衣：協力して貰えることを約束して，すぐに社長からメンバー分を全部借りることができました．指導には社長の部下に来ていただき手ほどきを受けることができたのです．

　上村：今ちょっと休眠しているのですが，練習していろんなところで発表しました．

　八代衣：とても楽しい時を過ごしました．（写真33）．

　上村：3,4年前に中京テレビの24時間テレビが独自に組んだ番組の中で，皆が演奏しているところとかを取材してもらいました．

　八代衣：BEGINにも聴いてもらいました．いつか一緒に演奏することが夢でした．

第4部

障がい当事者の立場から提言する

第8章　福祉工房「Kid's Dream」の取り組み
　1 福祉工房「Kid's Dream」の取り組み─仕事と生きがい
　2 Kid's Dream の取り組み─世界中の匠が集まる
　3 障がい児の未来をひらく
　4 IT 環境のバリアフリー化に向けて
　5 障がい児の QOL の向上を目指して

第9章　35年経った，今振り返る
　1 何が変わったか
　2 これまでに浮かび上がってきた問題点・課題
　3 恩送り─Life Work
　4 受傷後心がけていること

第10章　障がい児・者の参加を考えるとき
　1 理解を得るために─がんばればわかってもらえる
　2 忘れられない人─7年間がんばって結婚，三つ子の父に
　3 個人情報保護がなかったからこそできた

第11章　できたことできなかったこと─持続する活動のむずかしさ
　1 原点　思いが伝わらない
　2 作業療法士（OT）への期待
　3 行政への期待
　4 障がいは終わりのない旅

第8章

福祉工房「Kid's Dream」の取り組み

1 福祉工房「Kid's Dream」の取り組み―仕事と生きがい

　上村：これはJR岐阜駅の「Kid's Dream」．JR岐阜駅のスペースを有効活用しようというプロジェクトが県で始まって，その中に福祉の窓口として障がい者が関われるようなことを何かやれないかと知事さんからプロジェクトに指示があったらしいのです．それでお話をいただいたのですが，資金もないし，迷っていました．福祉課はじめ障害者の協会等にも相談もしましたがなかなか回答が得られず，北欧視察に行く前に断っていたのです．

　北欧から帰ってくると同時に，プロジェクトを請け負う会社の社長がみえて，どうしてもやって欲しいということだったので，これまでお世話になった福祉用具の販売代理店とかに協力してもらい，最初は相談コーナー，姿勢保持用具，福祉機器だけを展示してスタートしました．相談員はボランティアでお願いしたり，障がい当事者である車いすの人たちには福祉用具の説明等の関わり方をしてもらいました．

　上村：相談に来られる障がい者の親御さんから，「訓練に使える木のぬくもりがあるおもちゃはないか？」と言われることがあり，北欧にはいっぱいあったことから，訓練用に1つ増やし2つ増やしと対応してきました．地域の相談窓口に親御さんは最初には行きたくないそうです．自分の子供の障がいが地域に広がるのはいやで，伏せておきたいようです．でもこうやっておもちゃ屋さんみたいになっていくほど入りやすいみたいで，おもちゃを買いに来たような感じで車いすの相談のことや，子供の発達相談に来てくれました．

　八代衣：当初から車いすの方に働いてもらいましたが，ここでの経験が元になり障がい者の方が自立していくことにつながっていきました．ここの役割が社会参加するための窓口にもなったのです．

　上村：写真34は一緒に働く仲間として，それまでは家から一歩も出ず，毎年冬になると風邪をひいて肺炎になりそうになって入院していたという彼女

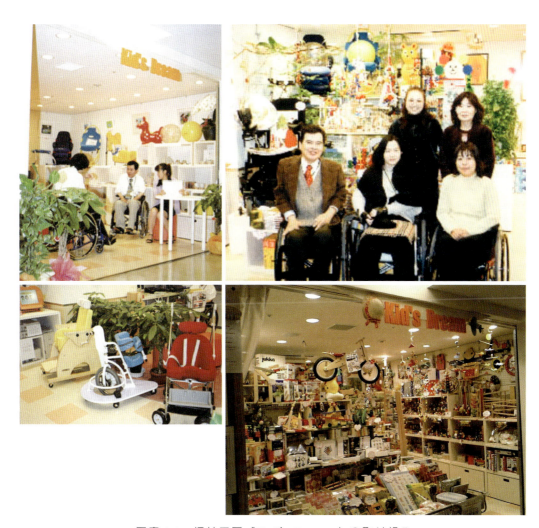

写真 34　福祉工房「Kid's Dream」の取り組み
障がい児（者）相談 2-T—の開設

が，頼んだら来てくれました．受傷当初お父さんが相談にみえてお答えしたのがきっかけです．彼女は働いてくれるようになると風邪をひかなくなりました．美容院に行ったりお化粧をするようにもなりました．仕事と生きがいは障がい者にとって大事なことなのだと思いました．

八代衣：これまでにたくさんの障がいを持った人に関わってもらいました．その中でホテルマンになったり，自分で店を営業したりとか，会社に勤めたりとか皆自立の道に目覚めていきましたね．この場所の存在も大きいと思います．

上村：自分にできることを支援してもらったおかげで，こういう活動ができるようになったことに対して本当に良かったと思っています．

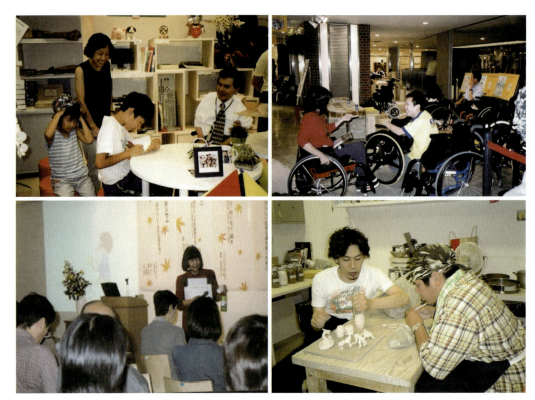

写真 35　福祉工房「Kid's Dream」の取り組み 2
継続のむずかしさを感じながらすでに 17 年目を迎えている

2 Kid's Dream の取り組み—世界中の匠が集まる

　上村：この「Kid's Dream」の中で，セミナーや機器展をしてきました．「アクティブG」に入居している商業施設も，以前とは様変わりしているので，スタートした時点の良さは残念なことにどんどんなくなってきているのです．

　八代衣：スタート時の方がもっとオープンでした．匠工房として，世界の数カ国からプロの匠が来ていました．イタリアからもフランスからもドイツ・アメリカ・インドも，アフリカも中国からも来ていました．まさにワールドシティでした．各国の匠の人がいてものづくりをしていました．今当初から残っているのは，この人（写真35右下），陶芸家です．Kid's Dream に相談に来た障がい児の体験の場として指導をしてもらいました．

　われわれもオープン時からずっと継続して頑張っています．
　2017 年 7 月 7 日で 17 周年になります．

第 8 章　福祉工房「Kid's Dream」の取り組み

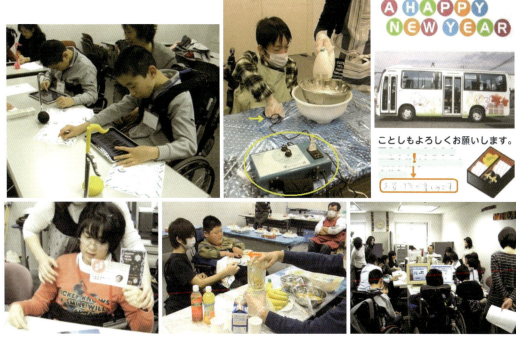

写真 36　障がい児の未来をひらく
家ではさせてもらえないような器具を使った種目を選んで楽しむ

3 障がい児の未来をひらく

　上村：障がいをもっている子は，決して本人や家族の意思とは関係なくどうしても支援学校と家庭，親と教師，限られた仲間だけの付き合いで，多種類なことの経験が乏しいように感じています．そのなかで社会性に欠けている部分も多くて，圧倒的に重度の障がいのある子が多いように思います．支援学校を卒業してきた子が採用試験を受けてくれますが，なかには毎回 100 点をとるような子がいます．しかし実際に仕事をさせてみると手が止まって全く進まないのです．特にホームページなどの作業になると，頭に描けないようです．そういったことを早いうちから何とかできないだろうかと思い，改めてパソコンの勉強会だったり，料理教室だったり，家では経験させてもらえないようなことを，使える器具を使って参加してもらったりしています（写真 36）．ある会社がオタマジャクシの形をした，手で押さえると音が出る楽器を作ったので，タブレットと合わせて使ってもらったりもしました．障がいによってはギターの音とかピアノの音に過剰反応する子がいるのですが，タブレットの音なら大丈

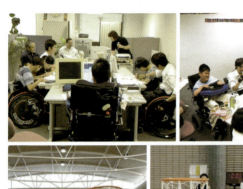
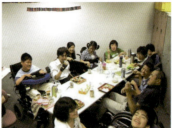
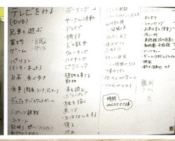
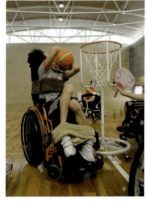
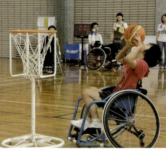
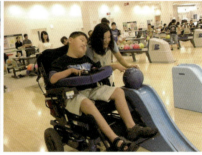

写真 37　障がい児の未来をひらく
スポーツ大会などに興じると自立心が増してくる

夫だということもわかりました．

　スポーツなんかも危険だからと，やらせてもらえてない子が多いようで，ボーリング大会とか車いすバスケットに挑戦してもらったりしてきました．夏休みの研修のときに，当然のようにお母さんが一緒に来て，お昼にはワイワイ言いながら一緒にお弁当を食べさせてもらい一緒に帰っていましたが，他の子が1階にある売店からお弁当を買ってきたりすると，自分も売店のお弁当が食べたくなって，真似がしたいようです．「お母さん来なくてもいい」と思うようになったりする．そういうのも勉強だと思います（写真37）．

4 IT環境のバリアフリー化に向けて

　上村：最近はいろんな企業が福祉分野に参入してくれるようになり，障がい者のためにという取り組みの中で，ITのバリアフリー化を中心に，通産省の助成金を受けて一般企業や研究機関メーカーなどの共同開発の場への参加をはじめ，次世代型の環境制御装置の開発や障害者専用2画面携帯電話の開発にも初期段階から関わりをもたせてもらえることができました（写真38）．畠山

第8章 福祉工房「Kid's Dream」の取り組み

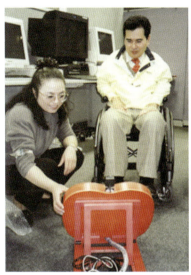
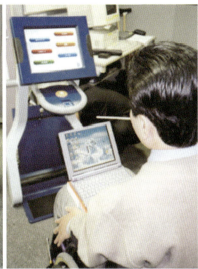
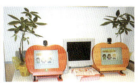

写真38　IT環境のバリアフリー化に向けて
PC，携帯電話などのバリアフリー化実証実験
次世代型環境制御装置の開発

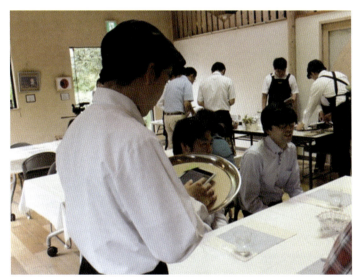

写真39　職業体験で喫茶サービスを行う
言葉の出にくい子がタブレットをきっかけに喋れるようになることも多い．

さんはよく「当事者が参加しないと良いものにならない」と言われていましたが，本当にそれを100％理解してくれる企業ばかりではないけど，当事者の意見も聞いてもらえるというのは明らかに増えています．

第4部 障がい当事者の立場から提言する

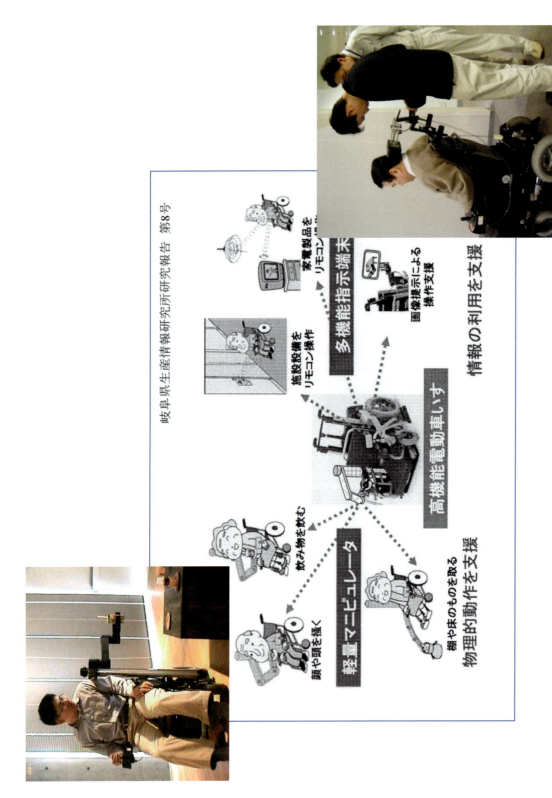

写真 4.0 障がい児のQOLの向上を目指して
電動車いすにロボットアームをつける研究

5 障がい児のQOLの向上を目指して

上村：梶原知事のときから，岐阜県で支援して欲しいと言ってきたことを，ここにきてやっと県の情報技術研究所で取り組んでもらえるようになりました．電動車いすにロボットアームをつけようとか（写真39），県内の大学・研究所や企業・特別支援学校との連携による「スマホ・タブレットの教育・福祉分野における活用研究会」に加えてもらい，支援学校で職業体験実習として行われている喫茶サービスでは，緊張も加わり初対面の人とのコミュニケーションが上手く取れなくて，なかなか言葉が出てこない子たちが，タブレットを使うことがきっかけとなり，見事に接客ができるようになりった子も何人もあります（写真40）．そんなアプリの開発等が将来の障がい児のQOLにつながることを願っています．職業体験で実際に喫茶サービスをやっています．

第9章

35年経った，今振り返る

1 何が変わったか

　上村：受傷当時（図8）にも感じていたことですが，35年たった今でもあまり変わっていません．地域の格差，医療格差がひどくなっていると思われます．特に医療制度が変わってからは3か月以上は同じ病院においてもらえない．そうすると訓練をあと半年とか1年できれば自立できる人が自宅に戻らなくてはならないのです．おしいなぁって思います．特に重度障害だと3か月じゃ自分の状況を受容できないこともあるのです．そんなときに医師やセラピストと仲良くなるなんてなかなかできないし，今の医療制度は間違っていると思わざるを得ません．必要以上にお金をかけてほしいとは言わないけれど，自

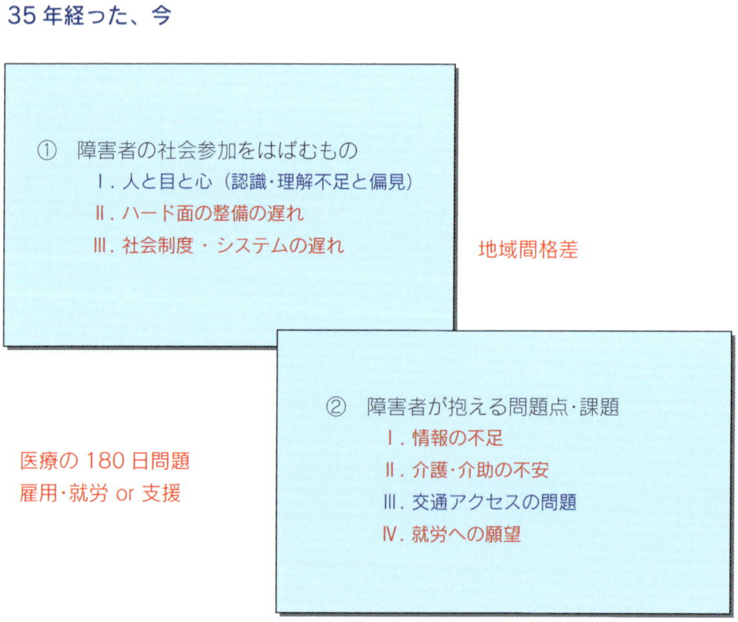

35年経った、今

① 障害者の社会参加をはばむもの
　Ⅰ．人と目と心（認識・理解不足と偏見）
　Ⅱ．ハード面の整備の遅れ
　Ⅲ．社会制度・システムの遅れ

地域間格差

② 障害者が抱える問題点・課題
　Ⅰ．情報の不足
　Ⅱ．介護・介助の不安
　Ⅲ．交通アクセスの問題
　Ⅳ．就労への願望

医療の180日問題
雇用・就労 or 支援

図8　今も変わらない障がい者をとりまく環境

立可能な人に道をとざすような対応には疑問を感じています．

　雇用・就労の部分でも，国の施策も増え歓迎する反面，いい制度なのに抜け道がいっぱいあって，どうひいき目に見ても，当事者のことより営利目的が優先していると思われる企業の参入が増えてきているような気がしています．国が就労施策の中に企業を加えたのは，もっともっと企業が蓄えているノウハウの活用への期待だったのでは．

　また，受傷当時は，人の目がとても気になりました．街に出て行くと，娘も感じていたようですが，前から歩いて来る人が横に来るまではまっすぐ前を向いて歩く，すれ違ったとたん，振り返り奇異な目で見ている……そう思えることが多々ある，そういう時代だったのですよね．今は少なくなってきています．情報の不足，介護・介助の不安，交通アクセスの問題，就労の願望などいろいろありました．

　図8の青字の部分が解決してきた問題，赤字の部分がまだ課題を残しているところです．情報の不足，介護・介助の不安というのが依然として残っています．逆に医療制度が変わってから入院しても1箇所にいられない，高度な技術をもった医師は育ってはいるのだけれど，われわれ頸損のことを十分に熟知した医師が育っていないように思えます．小谷先生のように頸損に親身なってくれる人が減ってきています．電子カルテ制度になってから一層感じます．電子カルテ制度は医療側としては共有できて便利ですけど，電子カルテ制度がスタートしてから，医師の机とパソコンの位置，そこに向き合う患者の位置関係によって医師がパソコンばかりを見ていて患者の顔をしっかり見てもらえていないような気がすることもありました．

　年をとっていろいろな病気に悩まされています．入院するでしょう，そうするとやっぱり不安だし，頸損のことがわかっていない他の診療科に入院すると，ほんとに泣きたいくらいです．あとはこれから年をとって，今は何とか妻が見てくれているし，ヘルパー制度も使ってやっていますが，妻がいなくなって，仮りに自宅で生活できても，こうやって毎日仕事に出てこられるかといえばそれもできないだろうし．これが施設だと，私のように動けないと毎日寝かされっぱなしになってしまうのではないかと思います．そうなると全くダメになってしまうという不安があって，頑張れるうちにそういう課題の解決法がないかなと思っています．

これまでに浮かび上がってきた 問題点・課題

重度障がい(児)者	在宅就業障がい者（登録ワーカー）	「子育て支援事業」参加、障がい児保護者	重度障がい(児)者
医療制度に対する不安 ・障害特性を熟知した医療機関の不足（含、人材） ・医療制度改正による社会参加・自立の機会の減少 ・障害と治療外経費負担	親亡き後の不安 （老障介護 → 同居困難） ・仕事と生活環境の継続？（含、年金＋生活の安定） ・障がい特性を把握理解した支援の必要性（含、施設等）	親亡き後の我が子の将来への心配 制度上の措置ではなく、セルフアドボカシィが培われる場 の必要性	特別支援教育における ・QOL向上・キャリア教育の必要性（含、保護者） ・職業リハの不足と必要性 ・越県入学・通学問題 ・「夢」実現の指導・引出不足

希望する支援環境（提案）

医療ケア＋訪問リハ	グループホーム＋SOHO・Telework	日中一時(移動)支援＋個を伸ばす場

親・家族亡き後、自らの「夢」と「希望」に向かい安心して暮らせる
障がい特性を理解し医学的側面をもカバーできる 場創り
当事者が運営の中心となり、若年障がい児者の手本として
セルフアドボカシーの育成などを担当する

図9 障がい者にとっての環境の問題点と希望する支援環境

2 これまでに浮かび上がってきた問題点・課題

上村：今お話したようなことをいろいろな取り組みの中で感じて，親・家族亡き後，自らの「夢」と「希望」に向かい安心して暮らせる，障害特性を理解し医学的側面をもカバーできるような「場」創りができればなぁと思います．預ってくれるだけなら，どこでも受け入れてくれるだろう．しかし自分の生きがいとか目的に向かっていくことを理解し受け入れてくれるところが欲しいです．私たちのような頸損（中途障害）だけでなく，生まれたときから障がいをもっていて，なかなか表出言語がない子たちにも必要ですよね．また外国の人が日本で医師にかかりたくても言葉が通じない，そのための通訳制度をボランティアがやっているけれど，障がい者も同様なことを感じます（図9）．

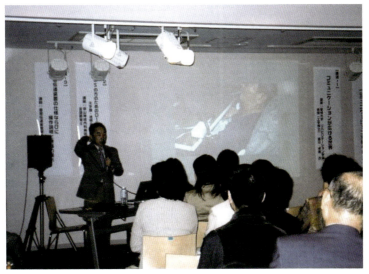
写真 41　恩送り
ご本人に返せなくても受けた恩の 10 分の 1 でも，他の人に伝えたい

3 恩送り—Life Work

　上村：自分の中で続けられる間は，これまで畠山さんから受けたようなご支援に，恩返しは絶対にできないけど，受けたものの 10 分の 1 でも他の人に伝えられれば，その人が他の人に伝えてくれる．そうやって広がっていけばという思いでやっています（写真 41）．

4 受傷後心がけていること

　上村：昔のことばかりを気にしていると前に進めないから，傷害を負ったときを 0 にしてそこから自分に何ができるのか考えなおしたときに 1 歩踏み出せた気がします．
　「限界をつくらない」と言っている意味は，「もうだめだ」とか「ここまで」とか自分で思ったり，支えてくれる人から「あなたの障がいでは無理ですよ」って限界を作られたら，われわれは何にもできません．やりたいことを叶えてくれるような環境がほしいのです．特に「可能性への挑戦」の機会というのは，日米障がい者会議でアメリカに行ったとき，重度の脳性麻痺の子が乗馬

の訓練をしているのを見たときです．

八代衣：今は日本でも，バランス感覚を育てるために採り入れているところがあります．でも当時のアメリカでの訓練方法に「おお〜〜すごい」と思いましたね．

上村：それと，2000年にスウェーデンに視察に行き見聞させてもらった中で，重度の難病の障がい者の自宅を訪問したときです．彼は同じ屋根の下で家族が生活をしているにも関わらず，ヘルパーさんを12人使って全く別に，自分の考える自立した生活をしてみえたこと．また，呼吸器が必要な頸椎損傷の人が，徴兵制よりも介護を選んだという青年と，考えられないほど充実した生活環境の中で暮らしてみえたことなど．まだ日本では実現していないことばかりで驚きの連続でした．

第10章

障がい児・者の参加を考えるとき

1 理解を得るために―がんばればわかってもらえる

　上村：『ブレイブワーカーズ』（岩波ブックセンター，2009年）という本の中で，「上村さんの本『明日を創る』との出会いが私の第二の人生の始まりだ」と同じ頸損の人が社交辞令かも知れませんが言ってくれました．「バイブル」と言ってくれた人もいました．その中で私は「大切なことは，自分たちの存在を地道にアピールしていくことだ」と言っていますが，今私達がおかれている状況から考えると失敗だったのかもしれません．障がい者が声をあらわにして強引に押せば，「うるさいし聞いておくか」と聞き届けられることもあるかもしれません．しかし，それは長く続かない気がします．そのときだけ受けて貰えてもすぐに冷めてしまう．自分たちでできるところをやって，まず理解してもらうと，長続きするのかなという思いが，自分の中にはあります．同じ脊損の人が「これからは障がい者も声を出して，自分から積極的にやらないとダメ！」と言っていますが，それもわかるけれど，その人の生活環境に目を向けたとき，声を出す時期と出しかたが強引すぎるというのがあって，私たちの世代は自分から言わなくても，自分が頑張っていればどこかに認めてくれる人がいるっていう考えかたでした．それが今回の出版社からいただいたご提案につながっているのだと思います．それをくずしたくない．でも一時くずれかけた時期があって，「しまった！　もっと言うべきだったか」と悔やまれることもありましたが，言えば言ったで抵抗が生まれたのではと思うこともあるのです．

　八代衣：毎年2回はセミナーを開催していました．参加した方から良くほめていただきました．セミナーをやるたびに「あなたが開くセミナーは勉強になる！」と地元の大学の先生が言ってくださいました．逆に，新聞記者を呼んだりしてなかったことから，「マスコミへのアピールが足らん」と言われることもありました．いちいちマスコミを呼ばなかったからね，それが失敗かな．

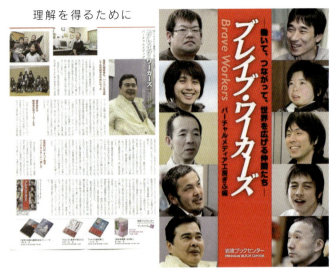

写真42　本の表紙を飾った「バーチャルメディア工房ぎふ」の活動を支えるグループ・ワーカーズのメンバー（岩波ブックセンター，2009年）
只今電子ブック化も検討中
http://www.vm-studio.jp

上村：そういう意味では，梶原知事が就任されて間もないころに対談の機会をいただき，障がい者に対する理解をしてくださり，県なんかにも働きかけてもらい，『明日を創る』を出版したときには，県として50冊買っていただきました．だから，頑張ればわかってもらえるっていうのが身についてきています．

八代衣：主人の口で描いた絵を知事が見てくださったおりに，「こういう絵を県の挿絵に使えんか」と側近の方に言ってもらえたのです．その後，絵を使ってくださいました．福祉の冊子のポイントにね．

上村：岐阜県の「暮らしと県政」という県民に配られるニュースペーパーがあって，そのタイトル「暮らしと県政」と書かれた下の小さなスペースにずっと絵を載せてもらえました．

❷ 忘れられない人—7年間がんばって結婚，三つ子の父に

—今まで就労支援をして一番印象的だった人は？

上村：いろんな人がいますけど（写真42），自宅が火事になった彼のこと．またもう一人は，段階を踏んでの相談でした．頸損になったときに相談をして

くれて，つぎに元気な女性との恋愛の相談，親に反対されてその相談にも乗ってあげました．携帯が普及していないときで，電話をかけると親がでて，絶対つないでもらえないと言うから，私達が電話をかけて呼び出して，二人が出会えるようにしていた時もありました．

八代衣：結婚することができたのです．

上村：6年以上も続いた恋愛，結婚させて欲しいと2，3回家に頼みに行ったけれど反対されました．「障がい者はダメ！」とは言葉として言えない．でも娘が障がい者と結婚したら苦労するから賛成できない．同じ娘を持っている頸損の身としてわからないことでもありません．もし私の娘が障がい者を連れてきたら，「いいよ」っていえたかどうか……．私達は陰から応援していましたが，7年経ちかけたときに，これ以上ダメだったら支援するからわれわれのところに出ておいでよと話すことが増えるなか，彼が最後にもう一回と挨拶に行ったところ，OKがでました．

八代衣：駆け落ちすることまで決めていたのです．最後にもう一回頼みに行くって彼が行動にでたときに「結婚していい」と言ってもらえたそうです．

ほんとによく頑張ったと思います．子どもができたのです．それも三つ子だったのです．私達も大喜びしました．安全のために早期に入院して無事に三人を出産したのです．

上村：多くの情報の中から勉強し，妊娠・出産と幸せな家庭を作ることができたのです．気心知れているから言えることばかりです．

八代衣：一男二女の誕生．本当によかった．自分のことのように嬉しかった．

上村：彼はすごく控えめで謙虚で，（障害が）重いのに良い仕事ができる．そういう性格もありアピールしなくても頑張っていれば自然にわかって貰えるだろうというのがあって，惹かれるところがあるのです．

八代衣：性格的に人より前に出たい人もいるし，俺の方が良くできると自己評価して前に出る人，「評価は自分でなく他人がするものだと思うけれど」など，それぞれですが，彼は控えめでいてしっかりしている好感の持てる方だと思います．

3 個人情報保護がなかったからこそできた

—その人その人に合わせた支援をしているんですね．皆病院を3か月でださ

れたんですか？

八代衣：当時はもっと長く病院にいた人ばかりです．

上村：あとは病院の差があって，中部労災病院のように頸損・脊損を扱っている病院は当時少なかった．相談者の中には，田舎に住んでいるがゆえに病院の対応が十分にしてもらえず，おしっこが濁ったりして困っている人が何人か居て，ときには自分の飲んでいる薬を送り試してもらい，良かったらかかりつけのお医者さんに処方してもらうよう進めたり，いろんな相談を受けたり，対応させてもらっていました．

八代衣：当時は個人情報保護がなかったから，先生も直接「上村さん来てよ」と呼んでくださり，しょっちゅう病院に行きました．先生から「命は助けることができたけれど，本人に生きる意欲がないから，何とか生きる喜びを話して欲しい」と言われるのです．ほんとにいろいろな病院を回って頸損の患者さんに「大丈夫だよ．私達のように最重度でもこうして生きているのだから」と話すことは，生きる励みになったようです．そういう人がいっぱいでした．ある頸損者は「家で世話することはむずかしいから施設にいかせる」と親が言うからと悩んでいました．本人に話しをしてやめとくように言ってから，家族を呼んで，いろいろと話しました．自宅で安心して過ごせるように，まずおしっこの管理方法を教え，住宅改造のことなど生活に必要な最低限のことは全て教えました．このようにしていろいろなことをやってきました．先にお話した三つ子のお父さんが「上村さんのおかげ」って本に書いてくれていました．

上村：頸損になった本人よりも，本人が勤めていた学校の校長先生が熱心だった例もあります．校長先生が先に『明日を創る』を読んでくださり，是非本人に読ませたいので送って欲しい，これからも支援して欲しいとまで言われました．

八代衣：わざわざ上司がわが家に頼みに来られ，「支援してもらえないか」と言われるのです，羨ましい限りの良い先生でね．本人はしあわせ者ですよ，よい上司に恵まれて．

上村：本を読んで貰うことで新たな相談が一気に始まったのです．『明日を創る』を読んだ！　と言ってくださる人がたくさんいて，ビックリでしたね．

八代衣：いろいろなことがありました．病院へ出向いていく出会いから，多くの頸損者に会うことができました．その出会いの仲間達を中心に「頸損連絡会岐阜」を立ち上げたのです．参加メンバーが増え続け活動を活発に行えたことも事実です．

第11章

できたことできなかったこと
―持続する活動のむずかしさ

1 原点　思いが伝わらない

　上村：これまでの取り組みを通して思ったことは，県の担当者が平均2年3年で人が入れ替わっていることから，立ち上げのときの主旨や思いなどの申し送りがきちっとしてあればいいのですが，人が替わるごとにどんどん希薄化しているように感じています．

　また同じ障害の人達に呼びかけて苦労して「頸損の会」を立ち上げたり，このような工房も作ってやってきたけれど，苦労してきた過程を知っている人が時が経つごとに減ってくるし，できたものを継続してきたにもかかわらず，その後の経過のなかで，次の取り組みに入ってしまう人が増えてきて，こちらの思いが伝わらなくて，その苛立ちも無視できないでいます．

　八代衣：障がい者になって35年が過ぎました．夢中で生きた，あっという間のことのように感じています．世の中には多くの障がい者がみえるにも関らず私たちのために力を貸してくださる方々に感謝の気持ちで一杯でした．その意味も込めてまた一歩前に出て同じ障がいを持つ人のために何とかしなければと思い行動にでたのです．仲間作りからはじめ一緒に行動し新たな目標に向かいはじめました．多くの活動をしました．活動は自然と実績に繋がってきます．どの活動も福祉の取り組みや制度において提案や改善を願うことが多くありました．いろいろなことが実績として認められるようになり行動範囲も広がり始めました．時がたち苦労してできた場所には人の出入りも多くなってきます．器ができていれば，そこにおさまったときこれまでの過程やその苦労はわからないから，ある程度同等の意識をもって望まない限りその器をより良くしようという気持ちは湧いてこないのではないかと感じていました．そこに入った人が自分勝手に動いたのでは守り体制になるだけで良くならない．そのなかに前を向いた人，意気込みを持った人がどれだけいるのかと感じることがあります．

上村：畠山さんたちの活動「リハビリテーション工学協会」も，世の中がどんどん高度化してきて，良くなってきている部分と，畠山さんたちが立ち上げられたとき「現場の声が大事」「ハイテクじゃなくてももっと良いものを」っていう方針だったのが継承されてなくて，伝わってないから，完全に支援することが必要だという支える環境，制度，システムができてないうちに，簡単に言うとパソコンの社会がタブレットに変わってきた，サーバーの時代がクラウドに変わってきた，体制ができていないから，そういうことに支援の環境がついていかないまま今になっているような気がしています．

八代衣：ある講演会で今は良いものがいっぱいある，タブレットがこんなふうに使えるのですよという紹介と実演がありました．この既製品でも使ってみたらすごいと利便性を紹介してもらい元気なわれわれはほんとに凄い！と感動していました．しかしこれを重度の障がい者に使用するには本当にその人に合ったものとして使えるのかな？と思っていたのも確かです．障がいの程度によってはすぐに使える人もあるかも知れないけれど，今回の紹介はそれだけで終わった気がしました．いま世の中にはこんな素晴らしい物がありますという紹介でしたが，これにプラスして考えることができることも必要だと思います．畠山さんがこの支援体制を聴かれたらどう思われたかなぁ？と思ったものです．動かない手足では使いたくても使えない人のいることも配慮して，念頭に入れて考えてもらえたらと思っていました．悲しいかなそのことがわかってない気がしていました．

上村：タブレットしかり，私が最初に購入したパソコンなんかも，ある時期，入力の部分が障がいに合わせてできるようになって次があるのに，その部分だけ飛んじゃって，障がい者はパソコンがあれば何でもできて仕事も自立できるのですよ，というようなことで国がそっちに走ったのです．今もそういうのがタブレットに起きて，入院中にインターネットにつなげない人たちが，タブレットって障がい者のためにすごく良いみたい，ということでそこから入いっていくのです．昔の60万円のパソコンじゃなくて，タブレットなら4，5万円で買える．たとえ買って失敗してもというすこし安易な見方もできる，われわれの時代よりも被害感は少ないと思う．そういう間違いが起きているのも現状です．

八代衣：努力して努力して何とかならないのかなって思ってきたじゃないですか．だからそんなに簡単に言われると「えーそれでいいの？」って逆にね．使えないよって思っちゃいます．

2 作業療法士（OT）への期待

上村：医療制度が変わって病院に長くいられない，OT が中間ユーザーで情報を伝える立場なのに，病院にいる期間（医療の 180 日問題という人も）が短くなって，そうしたことが上手く機能しなくなっているように思います．

平成 25 年より石川県立総合リハセンターが開催される「補装具等の適合・供給人材スキルアップ事業（石川県）＝自立支援型サービスの視点を重視したプランニング実践研修」に呼んでいただき，今年は 6 月に今まで通り，また 12 月は作業療法学会の東海北陸大会があって，そのときはこれまでとちょっと違って，そういう部分に生意気だけど一言言わしてもらおうかなと思って．身近で情報を伝えられる人（中間ユーザー）になってくださいって言ったら怒られるかな．

八代衣：OT も頑張ってもらわないといけないし，賢い障がい者を上手に育ててもらいたい，といつも願っています．

上村：「リハ工」（「リハ工学カンファレンス」）で発表したり，「作業療法ジャーナル」の表紙の絵を描かせてもらったり，三輪書店の「テクニカルエイド」に，今思うと恥ずかしいけれど，取り上げてもらったりとか．石川県立総合リハセンターには，今回を含め 7 回ほど呼んでいただきましたが，そこには 20 代のころからの知り合いで，OT で寺田佳代さんという方がみえます．その人が今，北陸の学会のトップで頑張ってみえるのです．

八代衣：「作業療法ジャーナル」が出る前は，OT になられた方々は仕事の内容があまりわからないような感じでした．畠山さんも OT は大事な仕事だからと，一生懸命育てようとしてみえました．当時海外の OT を呼んで研修会が良く開催されました．海外では第一線で頑張ってみえるのが OT であることがわかったことや OT の役割が生活につながる，やりがいのある仕事であり頑張れる領域の幅がとても広く素晴らしい職業であると思ったこと．その思いを一生懸命伝えたくて，伝えたくて，当時わが家に OT の方が多く来訪された折々に，ほんとに熱心に「何をしたらいいのか？」って話合ったものです．主人は，もし完治することがあったのなら，絶対に OT になりたい！と言っています．それだけいい仕事ができる職業だと思うからです．

上村：仕事をこなしてきて途中で息切れしてしまう人が多いなかで，石川リハの寺田佳代さんはすごいなって思う．障がい者の制度が変わるなかで，障が

い者の支援に対し，こういう支援技術，テクニカルエイドを含め，OTの仕事は大切な領域であることを，彼女はずーっとリハセンターで，支援技術を提供できる力をもった若い，畠山さんのようなエンジニアを育だてたり，次の後継者を育成してみえるのです．

　実績を積まれ評価された方は，大学の先生になっていくのが圧倒的に多いなかでのことです．

　八代衣：日本作業療法士協会で，国内の実習場所を求めてまわったり，県内で福祉関係者の質を高めることでより良いサービスの支援ができるようになればと企画し中身の精査により深みのある運営はみごとだと思います．行政からも仲間からも信頼され先頭に立って輝いてみえるのです．

　上村：石川県自体の考え方もあるかもしれません．リハセンターを作って，民間の病院を廊下続きで隣に置いて，医療は民間，リハセンターは県が運営，そこのリハセンターの所長は決まりとして医師であること，そこに女性の医師を置いてみえます．でも実質は石川県の障害福祉部の部長さんを兼ねている人が座ってみえて，その人がすごく理解があるのです．こういうありかたもうまく機能していく秘訣なのかもしれません．

　上村：畠山さんと一緒に初期から「リハ工」を立ち上げられたメンバーの中に，スウェーデンのイケアに行かれた光野有次さんがみえます．光野さんと仲の良かった，同時期にID（工業デザイナー）として働いてた荒井利治さんが，金沢美術工芸大で先生をしてみえ，今は定年退職なさったのですけれど，その人も光野さんの生き方に共感して，イケアに応募して，行ってみえました．その道を工芸大にいながらやってこられ，定年退職後に，石川県の中で研究所をはじめられて，リハセンターや寺田さんとのパイプをもって取り組んでみえます．そういう地盤がすごく大事だと思います．

　上手く物事が運ぶときはどんどんいく，何ともならないことは，「うーん？」って思うことも，地域格差って言葉で片付けたくないのですが，やっぱりありますね．

3 行政への期待

　八代衣：上に立つ人が取り組みに対する理解があるかないかによって，それが良くなるかならないかって大きいですよね．また，中間に立つ職員が理解を

示し上司にその内容を納得してもらえるように伝えてもらえる人ならいいけれど，職員も理解を示さない，上も示さないのだったら全く無理だよね．接点の多い中間層の方はできる人を工面してほしいものです．よく前例にないとか言われますが，結局過去は過去で前のことはどうでもいいというような考え方のように感じます．こういった感じを受けると，これまで苦労して積み上げてきたことは全く意味ない考えとしか思えなくなります．これまで作り上げてきた基礎の上に立ってより強固なものに進めてもらうことを期待したいものです．

　上村：行政の担当者の中には「これまでのことはまず置いといて……」という言い方をされることもあり「？」と思うこともあるのです．

　八代衣：おかしくない？　これまでがあって今からがあるのに．主人達のような障がいは治らない．自分の障がいから逃げ出すことはできない．でも生きていかなくてはならない．その中で常に努力していくことが目標．いつまで経っても終点がないのが人生であり活動なのです．

　上村：すべてを継承してほしいとは言いません．時代の流れとともに変えていかなければならないこともあります．しかし取り組みに対する理念の部分は今も昔も変わらないと思うのです．これまで，スタートのときから立ち上げてきたときの，苦労だとかを，もうすこし理解してもらえたなら「まず置いといて……」とは言えないのではないかと思うのです．

　私たち障がい者はまだ十分理解されてない，ある過程の中での使い捨てなのだなって，真剣に思って落ち込んだ時期もあります．

　八代衣：まずは現状維持できればありがたいし，ここからステップアップなら，なおいいけれど，「もし前のことを忘れろ」って言われたらどう思う？

　上村：行政の取り組みって，新規で他所がやっていないことを提案すれば，それなら聞き届けてもいいような姿勢を強く感じます．じゃあ他所より先のことばっかりやっていればいいかというと，そうでもない．ここにきて国がいろいろな政策を出しているけれど今度は先行するばかりじゃなくて，その制度に落ちこぼれていく人がいる．自らの存在感すら周りに見えない・知られていない障がい者．施設にも行けない，介護が必要だから，仕事したいけど十分できない．でも生きがいとして関わりたい，そんな障がい者の存在もあるのです．そういう人こそ県や市町村，もしかすると心ある企業や民間の支援者も含め，地域という単位で細かにひろっていくことが必要だと思う．でも，その部分で折り合いがつかないことが多い．こぼれていく人がいっぱいいる．国の制度だけでは，利益追求型の企業が，自分たちの使いやすい軽い障がい者はいくらで

も受け入れる．でも重い人までは…受け入れるのがむずかしいようです……

八代衣：面白いことはいっぱいあるけれど，残念なことにそういうところを感じます．世代交代もたいせつなことです．若いパワーで新たなことに気づき取り組んでほしいものです．まだ頑張りたいこといっぱいあるのだけれど．

上村：昔だったらすぐに動けた．表立ってどうこうじゃないけど，なにくそと思って，目にモノ見せてやるっていう気持ちがすぐに湧いてきたけど，年取ったら調子が悪くて，そこについていけない自分がいて，無茶苦茶悔しくもどかしくてね．

八代衣：本当にやりたいこといっぱいあるけどね．

—行政が変わるきっかけになるかもしれないですね．

八代衣：行政は常に担当者が変わり，思いも考えもときには変わることもありえます．そのつど，伝えなくては理解してもらうことができないこともあり，それに立ち向かうだけのパワーがなくてはなんともならないこともあると思います．

上村：今の時代，まだまだ障がい者が何かをしようとすると行政の支援が必要です．なくてはできないことのほうが多いかもしれません．でも，そこには必ず費用対効果じゃないけど，税金を使っているのだから数字で表して欲しいということ．一番いいのは，早く障がい者も行政に頼らない方法がいいのですが，でも頼らなければできないこともあるのです．そんなとき，その事業で対象としているのは何で，誰かということを絶対に忘れないで欲しいと思うのです．

八代衣：元気なら頑張れるね．

上村：頑張りたいな～

八代衣：あとは動ける人間も大事．今まではどちらかというと当事者（障がい者）のみで頑張ってきたけど，健常者で障がい者に理解ある人を動員する方法，そういう方がやりやすいかもしれない．そういう人と共同しながらやれればまた面白くなると思う．

上村：これまでは障がい当事者でやれることはやりたいという話だったけれど，うちの取り組みも皆が障がい者ということを自慢してきたけれど，あまりにも重度という部分を重視しすぎたから，小回りがきかないことが多い．日米障がい者会議でアメリカのセントルイスにあるCILへ行ったときも，裏方には健常者がすごくみえました．でもその人たちは表に出てこないで黒子の存在で，障がい者を働きやすいように配慮されてみえるのです．人間ができてい

るようです．

八代衣：障がい者に理解のある健常者の裏方は体をはった心の支援者でもあると思うのです．自分の立ち位置をわきまえて行動してみえることが凄いと思います．俺がやってるんだと前面に出ないで，障がい者のできない部分を支え一緒に頑張り，いったい何所にいて支援しているかもわからない動きに温かい心の平等を感じたのです．

4 障がいは終わりのない旅

八代衣：障がいを負った日から，完治することのない体の現状維持を守るために日々の介護が始まるのです．素人の家族が予告なく専門介護士となって昼夜支えていくことになるのです．その日から不思議な現象が起こるのです．「たとえば赤ちゃんと添い寝したとき，赤ちゃんがモゾモゾと動いたらおしっこかな？ぐずり泣きすればお乳がほしいのかな？と（母性が）敏感に感じ取り，熟睡することが少なくなります．何のためらいもなくあたりまえの行動として対応したことを思いだします」これは乳飲み子を育てる母親や障がい児を育てる母親も同様ではないかと思っています．

しかし，敏感に反応する子育ての時期には期限があり嬉しく楽しみな気持ちのほうが優先し疲れも感じないと思いますが，障がいを負った者が家族にできたとき子育てのころと同様に敏感に反応することが起きるのです．

これ以上悪くなっては困る，何とか生きていてほしいと思う気持ちからでしょうか？

どんな小さな声にも体が敏感に反応するのです．その日から熟睡することがなくなりました．悲しみから疲れだけがどんどん溜まっていくのです．

障がいは，期限がなくこれ以上悪くならないように現状維持を保つことが精一杯の手当これを繰り返し，完治することない体を守っていくのです．これは逃れることのできない現状であり終わりのないことでもあるのです．

訪問看護制度やヘルパー制度が確立され利用したとしても家族にかかってくる身体的・肉体的負担はとても大きく，思いやりがなければ，とても乗り越えられるものではないと思います．結婚してみえる方はそのご夫婦に，独身ならばご両親に，両親が高齢ならば病院か施設の方に，できないことを支えて貰わなければ生きて行くことがむずかしくなるのです．日々の当たり前のことが

できなくなったとき，それを支えるための繰り返しの行動は生きている限り永遠です．少し無理をしたり，生活のリズムを崩したりすると体は正直で悪いほうに進むのです．神経の切れた体は多くの機能を失っています．しかし神経が無いから何も感じないとは必ずしもいえません．自分でわかることも，介護する人が気づくことも，病院で検査すればわかることも多々あります．自分でつかんだ体の状況が一番の健康維持のバロメータだと気づかされ，それを一番に信頼することだと思うこともあります．

　ときおり，麻痺しているからわからないじゃない？と，軽く対応される医師に会うことがあります．どうせ痛みも感じないのだからと，適当にあしらわれる態度の看護師にも出会うことがあります．いざというとき，誰にどう頼ればいいかと悩むこともたびたびあります．若いときは乗り越えられた体の異変も，歳を取ると体の回復力が弱まってきてなかなか改善がみられなくなることも出てきます．現状維持の状態を少しでも長く保つことができるように安心して頼れる人の存在を切に望んでいます．近年特に思うことです．今までむちゃくちゃやってきたことを反省しながら…．

　上村：そのつど，お世話になった先生に，こういうことは気を付けないといけないとか，40歳になったら頸損の身体って急に変わることがあるからとか言われても，そのときは，自分が若くて元気だからとついつい無視して，俺の場合は別って思っていたけれど，ここにきて躓いてね．『明日を創る』にも褥瘡にならないように尻を休めています，と書いたけれど，あの部分は今まっさきに強調したい部分です．朝一番の新幹線で東京に出てきて，夜最終で帰って来るという無茶なことをやっていましたが，その間プッシュアップできない体は座りっぱなし状態です．職場でも朝9時前後には顔を出し，夜9時10時までやっていることもありました．きっと，それが今たたってきているのです．特に褥瘡は，年取ってくると回復がむずかしいのかなかなか治らないのです．今一歩踏み出せないのは，気持ちは踏み出せるのですが，褥瘡の部分なのです．外に出かけていても，昔みたいに人と相談して交渉して，という自由だった時間が最近ではこれ以上過ぎると，褥瘡がひどくなるかもしれないと思うことで，その気持ちがあっても動きをとめてしまい，とてもストレスになっているのです．

　八代衣：体型が変わってきた，数年前までは痩せていたのに．それがね，一気に筋肉が緩みだしたの．そこからもう……．

　上村：今，頸損の若い人たちに言ってるんだけど，伝わらない，自分のとき

と一緒でね．

八代衣：褥瘡を作ってわかったね．もうちょっと気を付けてればよかった．治りたいと思っても治らないのよ．これはもう死ぬまで付き合って，治らずに行くしかないよ．

上村：もっと早い時期にヘルパー制度ができていて，一番いいのは頸損になって病院から自宅に戻ると同じくらいにヘルパー制度を導入できればそんなに抵抗感がないのだろうけれど，私のころはそういう制度がなかった時期で．全部妻に委ねて，良くも悪くも慣れてしまっているでしょ．そのためかそれ以外の人に見てもらうのはすごく不安だし．褥瘡にしても，妻がよく管理してくれるから，熱も出ないし維持もできているけど，これが他の人の話を聞くと，訪問看護を受けていても「これっておかしい」と思うケアを受けているようなのです．そういう怖さ，不安があって，この先どうなるのだろうとか．いろいろ大変です．

今回のがん発見のきっかけになったCTで「胸」と言われ，3か月以内に手術をするように言われたけれど，その病院の対応がどうしても（納得がいかず），紹介で名古屋大学病院に行ったら，経過を見ましょうと言われ，ホッとしたのです．あとは褥瘡が問題です．

八代衣：褥瘡が無いころは海外にも研修に良く出掛けました．これからも海外にも行きたいけど，傷がね完治しないと．思いは山ほどあるけど…，夢は持てば実現するらしいけどね．

でも自分での行動は実現するね．その実現に満足することはないけど．こんなんじゃないと毎回疑問を持って，おかしいなって思いながら行動しているうちに年を取ってきたのだけれどね．行動して，行動して，まだ違う，まだ違うと思っているうちに．まだ実現していないのよね．人生の終わりに近づいているのに，まだ違うって思い続けても最終地点じゃないの．最終時点は天国かもね，常に動き続けて休んでないもんね．休みは年に数日．年末年始それでも行きつかないの．

上村：年のことは，学校の授業にも出してもらって，ある時期まではそんなに感じなかった．でも目の前にいる学生さんの親よりも頸損歴が長い！　と思って気づいたのです．皆さんのお父さんとお母さんが出会う前から車いす生活をしています，って言うのです．

八代衣：いろいろ提案したり，こんなんじゃダメだとやってみて思ったり，いっぱい考えたことあるよね．われわれの生活は雑学も大切で必要最低限のこ

とは知ってないとできないじゃない．大変だよ，最重度の障がい者と生きるってことは．ごはん食べるときも，同時進行で一緒でないとできない．元気な人の倍の時間が必要なのです．当たり前な生活では気づくこともないでしょうが，全くのフリーな時間って少ないの．一緒に動いていて，ゆっくりご飯作る時間もないでしょ，家に帰って食事の準備を大急ぎで実行．そのときに献立のこと言われたら，ともに行動しているのにいつ作れると思っているの？　と言い返してしまうこともたびたびです．こういう場面も重度障がい者が行動することの生活のありさまそのものです．どこかに行こうと思ったら，自分が先に着替えて準備してから本人のことをやる．その逆もありますが2人分の時間が必要です．だから普通の人の倍の時間がかかっています．自分が寝たいなって思っても，直ぐに勝手に寝られないこと．まず先に1人分をすましてからでないと寝ることもできない．おそらく，こういう人抱えた人達は皆がそうだと思うから，大変と言うより，すごいと思うよ．健康で元気な人にはわからないことかもね．そんな状況が生活の中にないからね．

　わかってもらいたいと思っても無理かもね．年を取ってきて自分もあちこち痛いところが出てくるし，本人も痛いところが出てくるし大変！全身麻痺でなくせめてわずかでも自分で動けたらいいのに，全く動けない体は時間も労力も大変……

　上村：自身にも自身の痛みがあるけどね．

　八代衣：全部やらないといけない人との差は大きいよね．それぞれ違うことも理解していかないと．障がい者は皆一緒で大変だよっていうのは違うし，それぞれの苦労の差も全く違うと思う．その辺は良く精査してその人を見ないといけないし，重度障がい者が働くってどういうことかもしっかり理解しないといけないと思う，いつか無理が来るかもしれないから，それぞれが違った障がいの中でそれぞれの障がい内容を認め合っていかないと．皆んな違って当たり前で，同じじゃないのよね．

第5部

そして今

1. 座談会/未来に伝える―生きるための出会いと支援
   　　　　　　上村数洋・上村八代衣・畠山卓朗・小島　操
2. 聞き書き/今，伝えたいこと，思っていること
   　　　　　　上村数洋・小島　操
3. 寄稿/リハ工学の視点から　　　畠山　卓朗
   人と人のつながりの中で，人は生きる意味を探している
4. 付録/上村数洋氏活動の記録

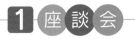

未来に伝える
—生きるための出会いと支援

出席者：

上 村 数 洋
バーチャルメディア工房ぎふ理事長

上 村 八代衣
上村数洋氏夫人　ALD 岐阜福祉工房 Kid's Dream 相談支援専門員

畠 山 卓 朗
早稲田大学人間科学学術院教授

司　会

小 島 　 操
ケアマネウイズだいこんの花　主任介護支援専門員

（2016 年 4 月 24 日，於 バーチャルメディア工房ぎふ，ソフトピアジャパン（大垣市））

　この座談会は上村数洋さんが執筆された『明日を創る―頸髄損傷者の生活の記録』の出版からの 26 年を振り返り，次に続くもう一冊の本（つまり本書）のために四人が久しぶりに会って話す機会を持ったものです．上村数洋さんが頸髄損傷となってからの日々を遠くから，またときおり近づきながらともに生きてきた畠山卓朗さんと小島操が，それぞれの月日を振り返り，思いを語りました．

　畠山さんが上村さんと出会ったのは労災リハビリテーション工学センター（名古屋市）でした．その後，畠山さんは横浜市総合リハビリテーションセンター企画研究室に移り地域を中心とした支援や研究開発を行いました．現在は早稲田大学人間科学学術院教授として障がい者や高齢者の生活を支える機器・技術・環境をテーマとする研究に取り組んでいます．

　小島は上村さんと出会ったときには東京都の福祉機器展示場の相談員でした．その後介護保険の施行とともに，介護支援専門員として地域の中での活動を続けています．（小島記）

1．出会いのふしぎ

運命を変えた出会い
もしもあの時畠山さんに会わなかったら

　司会（小島）　こうやって四人で会うのはとても久しぶりです．でもなんだかときを感じさせないものがありますね．昨日のことのようですが，上村さんの本が出てもう26年になります．あの本は頸髄損傷にとどまらず障がいを持つ当事者や家族の方がた，あるいはリハビリテーションの専門職，マスメディアにも大きな感動をもたらしました．今日はあれからの26年を振り返って，年月とともに変わってきたこと，変わらなかったこと，私たちの仕事で大事なことは変わっていないか，そして私たちの生きてきた時間と志をそれぞれに振り返ってみられるといいかなと思います．

　まず読者の方がたも，大分新しい方がいらっしゃると思いますのでざっくりで構いません．受傷からこれまでの経過をもう一度お話しください．

　上村：第一部と重複いたしますが，簡単にそれまでのことをお話します．仕事からの帰宅途中に，長良川の河原に落ちて，翌日救助されるという大怪我をしました．後日診断でC4（頸椎の4番）の損傷で，四肢の完全麻痺が残りました．しかし救急車で運ばれた地元にある病院では，何もそれらしい治療をしてもらえず，抗生剤ばかり打たれていました．

　ところが，膀胱の中に留置カテーテルが入っていましたので，膀胱に結石がお椀のようにできてしまい，それがちょっとずれるとバルーンが割れて，夜中にカテーテルが抜けることがたびたびありました．そういうことが繰り返しあって，細菌に感染し，熱も下がらず対応が大変でした．

　なにか良い治療法はないかと探していたところ，中部労災病院（現在は中部ろうさい病院と改称）泌尿器科の小谷俊一先生の評判を知って妻が相談に行ってくれました．その前にも，病院は一度見に行ったことがあったのですが，そのころの中部労災病院は，古くて木造で汚かったのです．「こんなところにいたら，気が滅入ってしまう」と思い断念して

いました．

八代衣：病棟の雰囲気の暗さに入院することに戸惑い，躊躇していたのです．

上村：しかし結石がたまって，どうにも我慢できなくなったので，妻が泌尿器科のほうに入院していてもリハビリの訓練は受けられるという情報を聞いてきてくれましたので，小谷先生のみえる泌尿器科に転院することにしました．

八代衣：結婚3年目の事故でしたが，前の病院でもどこでも，私は主人の代わりにいつも戦っていたように思います．少しでも情報があれば探し求めていました．その中で東京大学病院のリハビリテーション部（以下リハと略）の教授をしてらした上田敏先生の書かれた本でECS（環境制御装置）のことを知りました．本を読んですぐ，今はお亡くなりになりましたが，中部労災病院リハ外来の中島昭夫部長にそのことを話したのです．そしたら中島部長が「それなら隣の『リハ工学センター』でもやっているよ」って話してくださいました．そこからがスタートでした．畠山さんを紹介してもらったのですが，本当にその出会いは嬉しかったです．

上村：もしあのときに，中島先生から畠山さんのことを紹介してもらえていなければ，畠山さんが別の頸髄損傷（以下頸損と略）の人に出会われていれば，今の自分はなかった，そう思うと，本当にこの出会いはすごくありがたいなって感謝しています．ちょうどその頃から，畠山さんたち若手エンジニアを中心に「日本にも支援技術が必要だ」（「リハ工学研究会」）という動きが始まった時期だったことも幸いでした．

中部労災病院にいた6か月の間に畠山さんに，いろいろな情報をいただき生きていけそうな自信のようなものを感じ家に帰りました．間もなくECSをはじめキーボードマウスの開発によりパソコンを使えるようにしてもらいました．こうしてもらえたことを，同じように悩んでいる人に広めないといけないなと思っていたところ，新聞やテレビの取材を受け広く紹介してもらうことが増えてきました．

取材を受けメディアで報道されると，当事者や家族の方がたをはじめ，作業療法士（以下OT），理学療法士（以下PT）だとかのセラピスト，そのほか医療関係の方から連日相談がきました．でも，たぶん畠山さんが一番覚えてみえると思いますが，私は今よりももっと肺活量が少

なかったので，電話口でぼそぼそとしか話せませんでした．そのようななかで「ふれあいS」（シルバーフォン，NTT）を紹介していただいたのです．しかしそれでも電話で喋っていると5分もしないうちに気が遠くなるのでした．

　いろいろな人から問い合わせがくるので，できるだけ対応をさせてもらうようにしていましたが，電話がかかってきたりしても，日によっては体調が悪くて応えたくなかったりとか，どの人にも同じようなことを話せないこともあって，コミュニケーションの手段として作っていただいたワープロ専用機の「小型キーボード」を使って，車いすに移動して自分の思いや生活のことを書きはじめていました．当時は長時間車いすに降りていることができず，ある程度時間がないとまとまった文章は書けないので，時間のあるときに少しずつ自分の思いを書き溜めていたのです．当時のパソコンにはDTPの機能はほとんどなかったので，妻が撮った写真を切り貼りしてコピーしたものを，原稿としてまとめ，相談にみえる方や，質問して来られる方に，妻にコピーをしてもらって渡していました．

　その原稿が，創刊されることになった「作業療法ジャーナル」の表紙に私のCGを使いたいとのお話で，三輪書店の三輪さんが郡上郡の私の自宅にお見えになった折に，三輪さんの目に止まり，『明日を創る』という書籍として出版にいたったというわけです．

　八代衣：退院当初主人はほんとに体が弱かった，体力がないのです．どこかに買い物にでも行こうって車に乗せたとたんにもう降りたいって言われて，そのたびに降ろさないといけない．あるときには，自宅のある郡上白鳥を出て数キロ走った途中で，もう「帰る！」って言うのです．せっかく準備して着替えてきたのに……と思うことが何度もありました．しかし，自分で操作できることが増えていくごとに，心に安心感を得て，自信がつきやる気を起こすことにつながり，不思議と体力がついてきたのです．

　最近は，朝7時に起きて，夜は8時，9時まで．12時間以上も車いすに座りっぱなしというのが日常生活でした．当初のことを思うと信じられないくらい丈夫になりました．

　畠山：中島部長のようなエンジニアに声をかけるメディカルドクターってそんなに多くはないのですよ．やっぱり医者は医者の世界中心

で，エンジニアは手足に使うみたいなところがあります．義肢・装具士の人にオーダー出したらその通りにしか作らせないとか，昔からありますね．その点，中島先生は本当に水平思考っていうか，ほかの職種を尊重していました．

　たぶん中部労災病院の「リハ工学センター」で研究会とか研修会があるときに，中島先生が見に来られて，私の仕事なんかも情報を持って帰られて，紹介されたんだと思います．中島先生からすると患者さんに対する解決策を持っていたいと思われていたのだと思います．治療だけじゃない，もっといろいろな情報を欲しがっておられたと思う．

上村：畠山さんに依頼されて名古屋市立大学で，研修医さんたちの前で話をさせてもらったことがありますよね．そのときもそう思ったのですが，お医者さんも重度の障がい者の社会復帰できるきっかけとなる支援技術があることを学んでから，お医者さんになってもらうといいなと思いました．ただし畠山さんとの出会いのころに比べソフトやハードの部分は対応の幅・活用範囲も拡がっていますが，個々の障がい特性などに対する対応や支援のシステムなどは，そのころから進歩していない気がしているのです．

畠山：私も同じ気がします．

II．支援機器を選ぶ

私たちが集まるとやっぱりまずは用具の話がつづきます
　使い込んでわかった車いす用のエアマットのよさ

上村：ところで，今こうしてお話していて，時どき，ヴーン，ヴーンってうなっているでしょ．これは「横浜ゴム」が出した「メディエア」（車いす用エアマット）です．褥瘡ができて治らないのでこれのことを聞いて，使ってみようかと興味を持ったのです．たまたまこれに「横浜リハ」（横浜市総合リハビリテーションセンター）のエンジニア飯島浩さんが関わっておられることを知りました．医療職からの紹介状が必要だということがあり中部ろうさい病院で紹介状を書いてもらいましたが，飯島さんのルートですぐに使わせてもらえるようになりました．そのおかげでそれ以後褥瘡は悪化していません．

八代衣：ちょっと見ただけではこれの良さはわからないと思います．私も半信半疑でした．でもこれ結構いいと思います．なかなか良さがわからないかも知れませんが，使い込んだ人は良さが確認できると思います．

司会：さすがですね．さっそく新製品を試していらっしゃる．私は展示会で座ってみましたが，ちょっと座ったくらいではよさはわかりませんでした．おまけに，値段が高かった気がします．

上村：これのあと「ソラ」（車いす用クッション，タイカ社製）っていうのが出てきたようですが，「ソラ」は自分で運転ができたり，プッシュアップできる人が利用するといいそうです．プッシュアップできない人やプッシュアップすることを忘れるといけないと思う人は「メディエア」がメインです．高齢者とか，私のような時間を決めて車いすに降りている人とは，対象が別れているようです．ただこれも使い方は面倒くさいです．バッテリーを充電して，線をつなぐという手間がかかります．

八代衣：それは慣れたから，全く抵抗なく使用しています．車いすから降りたら毎回すぐ充電すればいいのです．長時間移動で出張するときは，予備のバッテリーに差し替えて使用し，とても重宝しています．全く自分では何もできない障がい者にとっては理想的な商品だと思います．

　大事なところは座位の状態のときに接する臀部と仙骨の部分でその補助がしっかりできればいいので，前面のウレタン使用は大丈夫です．この先ウレタンの弾力などがなくなり耐用年数まで維持できればのことかもしれませんけれど．現状では主人は坐骨に褥瘡ができているから，少し工夫しながら使用しています．座面のセルのサイズは大小2種類あります．側面は座位を保つように固定で大きいサイズになっているようです．座面にある突起のセルが傷に触れるので自分でセルを移動して合わせています．「横浜ゴム」に問い合わせて，小さいサイズと交換して貰い，OTがいないから，自分でベスト状況を確認しながらやっています．

上村：その点を調整できる人がいないと，「横浜ゴム」も「出しません」と言ってみえます．

八代衣：主人の身体の具合に合わせて，自分で突起の位置を変えたり

しています．毎日観察しているのでどうなっているかはわかります．今は褥瘡も現状維持と良くなる方向に進展中です．

　上村：それの機能もさることながら，なぜこれを持ち出したのかというと，「横浜ゴム」って聞いたときに，今はやめてしまいましたが「アイホン」もECSを確か20年くらいやってくれましたので，大手企業ならすぐにはなくならないだろうって思ったから手を出したわけです．

　八代衣：最初はモニターとして借りたのです．でもお試し期間は短いから，本当の成果はわからないので思いきって買ったのです．買って座って傷をチェック，家に帰ってみて傷をチェック，病院に行って傷をチェック，車に乗ったあとで傷をチェックと毎回状態を観察していました．そのうちに，なんだかいいじゃないって感じるようになり私は無理やりでも絶対使おうと思ったのです．

　司会：機器を選ぶ場合には会社の継続性を重視したいってことですね．

「ふれあいS」はまだ生きている
懐かしい「ふれあいS」の変化に四人で納得です

　司会：それでは話題を変えてコミュニケーションのエイドのほうはどうでしょう．

　上村：たとえばスマートフォンですが，Siriなんか使って，音声でやっている人もいるけれど，私のような声には十分反応しない気がするし．そういった意味では，「ふれあいS」（NTT）が開発されて3代目になっていますが，電話という存在を知って，その電話があったことで困ったときに連絡を直につけられるようになった．それもすごく大きかったと思います．余談ですけど，「ふれあいS」のことを書いて，NTTの「プレトーク大賞」をいただいたことがあります．

　八代衣：賞金と機械をもらいました．今のFAXのはしりのようなものです．相手とこちらが交信できる筆談の機械でした．

　司会：懐かしいですね．電話がかけられるということは家族にも，自宅にいる本人にも「安心」をもたらします．携帯電話がこんなにあるのに，「ふれあいS」がもっていた機能のすべてをもっている携帯電話って今ないですよね．

畠山：ないですね．

上村：かかってきたのを受けることは結構いろいろなものでできるけど，こっちから呼気スイッチなんかでかけられる電話って，まだないですよね．

畠山：今，実は「ふれあいSⅡ」（NTT西日本）になっているんですよね．3年前かな，もう部品がなくなったから，新しいのを作りたいって相談を受けて，「ふれあいSⅡ」が産まれたんですよ．

司会：「ふれあいS」のシリーズがまだ取り扱い可能なら，使いたい人は障がい者だけでなく高齢者にもいます．アナウンスの幅をもうちょっと広げてほしいですね．

畠山：今の「ふれあいSⅡ」をご存じないかもしれないけど，一台が着せ替えで高齢者バージョンと肢体不自由者バージョンと聴覚障がい者バージョンになるんですよ．そういうデザイン設計なんです．一台の本体は同じなんです．大き目のボタンになっていて着せ替えで高齢者も使えるようになりました．

司会：なかなか私たちには情報が来ないから，すっかりもう存在しないと思ってました．そういう形でも生き残っているなら嬉しいですね．メーカー側もそういう発想でしか開発品を残していけないと思いますが，着せ替えでも歓迎です．

畠山：NTTは今から作るんであれば，障がいのある方だけとすると，マーケットが小さいから，これは僕も賛成なんですけど，着せ替えでやりましょうってことです．NTTは3種類のものを売り出したみたい，でも本体は同じです．それが今のやり方なんです．それが賢いやり方だと思います．今唯一売り出せる方法なんです．NTTとして，商品としてやっていける方法．やっぱり肢体不自由の方だけのためでは成立しないんです．私はそれには賛成で，じゃどういうものを肢体不自由者に作るかっていうところで関わっています．

上村：そういう意味では，最近はいろいろな人が個人ででも作って供給してくれています．でも私は，ある程度の企業で社会貢献という意識を持ったところが，長く続けてほしいと思っています．そのことを「アイホン」のECSがなくなって，痛切に感じました．ECSも，それ以降にもっとチャンネル数の多いものとか，音声でできるってものがあるけど，やっぱり「アイホン」のものは，畠山さんたちが研究会の中で繰り

返し試作されて，価格が高くても納得できるものだったんですよね．使いやすさや故障が少なく永く使えることは重要です．夜寝ていて，真っ暗闇の中で自分の勘で「いくついったらあれや」というのがすぐに頭で理解でき便利だったのに，最近のものはそれができません．

司会：それは聞いたことがありますね．緑のランプがもう頭の中にあるから，ピーピーピーっていって，四つ目でオンってなる，とか．そういう利用者と機械の一体感みたいのができてきて，そういうことが使いやすいっていうことではないかと思うんです．

上村：そうです．でもこの辺はむずかしいところで，利用者側も高いならいらないとか，無料なら欲しいという気質がいまだにあります．だからむずかしいですよね．でも，永く毎日使うことを考えると，私なんかもう30年以上使っているわけで，日割り計算したら毎日一杯の珈琲とかタバコ一箱分くらいになるかな？　考え方を置き換えたらって思っています．

八代衣：本当に困った人しか使わないと思う．中途障がいの人は特に不自由さを感じるのであれば欲しいと思われるかもしれませんが，お年寄りとか障がいを持ったお子さんとかは情報がない限り必要性を感じないかも知れませんね．

司会：私は難病の人たちにも情報が伝わっていない気がする．使えそうな人はまだいると思うけれど，情報とともにその使い方をマッチングさせていく人がいないと思う．

上村：そう思いますね．

司会：だから，本当はNTTの作戦じゃないけど，ユーザーを広くとらえて，着せ替えでもいいからいくつかのパターンで対応し，とにかく長い期間継続して欲しいですよね．

関連しますが，上村さんにとっては，キーはECSだったかもしれませんが，コミュニケーションと言うのかな，人に自分が思っていることを伝えられたとか，イエスとかノーとかという意思伝達ってすごい喜びだったと思います．ずっと以前だけど，やっぱり頸損で，ずうっと人と交流方法がない人がいました．それを聞いた同じ頸損の人が，「それは死んじゃうほど苦しいよね」って言ったんですよね．人に何かを伝えられないって，人間にとってすごく苦しいことですから．

Ⅲ．機器を研究・開発する

畠山さんの支援のやり方って変わっていないね
その人をずっと見ることから答えを出す，個別性重視が畠山流

司会：畠山さんにはいわゆる開発の話はたくさんきますか．

畠山：これは今，私のところにやってきた相談です．盲ろうで肢体不自由のある女性からコミュニケーションで困っているという相談があって取り組んでいます．多発性硬化症の方で，鼻からの呼吸で，見えなくて，聞こえなくて，調子のいいときには点字入力できて，点字ディスプレイが読めるんですけど，固まってしまうとスイッチ1個しか押せない人です．でもとにかく来てほしいっていわれて，東京大学の先端研（先端科学技術研究センター）の人と一緒に行きました．彼らは効率の良い方法（モールス符号）を提案するんだけど，私はただずっと見ているだけでした．それでうまくいくんだったらいいけどなって思いながら．でも利用者さんからの受け入れはありませんでした．私はただずっとそこにいてまずは見させてもらいました．上村さんのときと同じやりかたです．1か月くらいしてから提案したんです．

上村：そういった意味では，あんまり変わっていないですね，20何年前と．

畠山：ぜんぜん変わってないです．

司会：まずは観察するってことですね．その人が今何がどのようにできるか，持っている力をどのように使うかというようなこと……．

畠山：私はずっと横で見ているのです．提案よりもその人の様子をまず見るのです．そういえば20年前の九州の轟木君[注]のときよりももっと重度の方たちに1個のスイッチで50音打てる「イージコム」っていうのを作りました．それを話しながら彼女の手を握らせてもらって，振動を与えたりしながら，「これわかりますか？」って通訳の人を介して，「じゃあスイッチの代わりに私の指を押してください」．そういうことを1か月くらいやりました．これだったら，これにバイブレーションつければできるかもねって．私がバイブレーションの代わりになってやっていたんです．

司会：その人今指点字はできるんですか？

畠山：指点字もできるんですけど，具合が悪くなると，固まって動かなくなってしまうのです．スイッチ1個とバイブレーションで「おはよう　ねむい」って書いて，今「そ，ろ」まで打っています．私は何ができているわけじゃないのだけれど，上村さんと関わったときと同じことをしている．進歩していない．

司会：進歩していないというより，まず，その人を見ることを第一においている．個別性を重視しているという姿勢が変わっていないということはすごいことです．そして今あるもの，今使えるものを畠山さんがその人に合わせて応用するところに，畠山さんがいてくださるという価値があると思うんです．それぞれの相談者（クライエントといったほうがいいかもしれませんが）はそのことをすごくうれしく思っている．まさに「どうしてほしいのか」を聴いてもらえたという安堵感を持っている気がします．また，そうでなくては支援は成り立たないと思います．

利用者をiPadにあわせていいのか
確かにiPadは便利なもの，しかし誰にでも便利なものではない

司会：研究・開発のお話しに入る前に，いまある市販の機器について少しお聞きしたいと思います．まず世の中を席捲しているiPadについてうかがいたいと思います．

注）轟木敏秀（とどろきとしひで）
1962　宮崎県生まれ，1998年没．
　小学校のときに筋ジストロフィーと診断され，人生の大半を国立療養所南九州病院で過ごした．パソコンの入力装置の導入をきっかけに畠山卓朗氏と出会う．「轟木ミラー」はその交流の中で畠山氏により考案，作成されたものである．
　ベッド上では上しか見ることができず周りの様子が見えないことが悲しいという轟木氏の話を聞き，運ばれてきた食事の内容や，部屋の様子が鏡に映してベッド上からも見ることができるようにしたもの．二輪車のサイドミラーのような鏡で，ベッドに取り付け本人が軽いスイッチを押し，その押す回数で角度調整してみることができる．
　その動作は畠山氏によると，「轟君の場合，スイッチの回数でミラーを動かします．軽いスイッチをそのまま押せば，ミラーが左にゆっくり回転．1回短く押していったん離し，そのまま押し続ければ上方に，3回短く押して，4回目を押し続ければ下方に動きます．筋ジスや高位頸髄損傷の人が指先や息で操作できる可能性があります」と説明している．

畠山：iPadになって，確かに安く利用者さんに提供できるかもしれないけど，しかし，利用者さんをiPadに合わせているような感じがあります．以前は利用者に合わせて，パソコンを何とかしていました．しかし今はiPadに利用者が合わせられている，そんな気がします．世の中の状況も変わってきて，研究費が削られてきた仕分けの時代ですよね．

あのときに全部削られちゃった．ものの開発の時代があそこでガラッと変わってしまったんです．積み上げてきたものが，全部削られてしまいました．今は単年度の開発助成しかないし，「ロボット」と名前がつかないと助成がでない状況です．そういうなかで，iPadみたいなもの，それしか提供できなくなった．たぶんそういうことだと思うのです．

八代衣：研究者がiPad中心では，なんか情けないような気がします．

上村：私がパソコンを使えるようにしていただいて，その後，しばらくしてから「障がい者の自立＝パソコンを使わなきゃ」という流れに走りかけたときがありました．そのときと同様のことが今iPadに来ていると思うのです．障がい者には何でもiPadを与えればいいと，極端なことを言うと，そういう考え方が走っている気がします．

司会：iPadでいい人もいるんだけど，だけどすべてがiPadじゃないですよね．

開発は誰のためにするのか
使われるものを作って市販化してこそ技術貢献になる

司会：ところでその研究についてですが，最近どうやらますます研究のための研究みたいになってきているような気がします．

畠山：研究は研究でいいのですが，それを市場に出すっていうところまでの，そういう意識を持っている開発者って少ないと思うのです．だから，いろんな研究はされても，展示物で終わったりとか，それが残念でならない．でも，ずいぶん前に，1991年くらいでしたかアメリカに行ったときに，商品化されていないキーボード・マウスを持って行って見せたんです．「これはコマーシャルアベイラブルか」って聞かれて，「いやまだだ」って答えたら，いつだと聞かれて，2，3年先と答えたら，それはダメだって言われました．要するに，市販化っていうのを前

提に考えるべきだということです．だけど残念ながら先端的な技術っていうのは，研究者たちはそれをやること自体が，自分の意欲なんですよ．それを利用する人たちの生活を変えようっていうのは2番目だったり，3番目だったりすると思う．それって実は全然違うことっていうか本末転倒．それをやるんだったら，何も「福祉」って名前をつけなければいいのですが，「福祉」とか「介護」って名前がつくとお金（研究助成金）が出るんですよ．で，もう亡くなった加藤一郎先生（早稲田大学理工学部教授）ってロボット研究の日本で最初の人が，そのへんをわきまえていて，いい加減な「福祉」の使い方をするなって盛んに言ってたんです．要するに，ピアノを弾くロボットを加藤先生は筑波の科学万博でやったんですけど，一切「福祉」なんてつけていませんでした．かなり意識しながらやっていて電動義手などになって，そこで初めて「福祉」って言葉を使いました．だけど，今「福祉」って名前をつけながら，「福祉」につながらない研究開発っていかに多いかと思います．

　小島：確かに市販化を意識してもらわないと，開発だけでは人への貢献もなく，誰でもがその恩恵を受けられるという平等性もない．人の生活が変わっていくための開発であって欲しいですね．

　畠山：すべてではないですが，市販化を意識しながら開発をスタートすることだと思います．市販化か場合によってはユーザーに届けるということです．市販化っていうとまたハードルがちょっと上がるんですよ．コマーシャルアベイラブルとなると．だからまず実際に使ってもらえるものを届けるっていうのが大事なんですが，今の研究開発では少ないと思います．

　八代衣：この前も，ある企業の若手の技師がみえて「こういうものを作りました．感想をお聞きしたい」と言われるのです．私は主人が重度の障がい者になってからは，建前ではない本音の世界が福祉だと思っていますから，「どのような障がいをお持ちの方が使われるのですか？」（大変申し分けないことに，技師がつくられたものは記憶から飛んでしまうような記憶に残らない物で，感動を得ませんでした）と聞いてみましたが返事がありませんでした．「これを使用される障がい者はみえるでしょうか？」と聞くと黙って見ているだけでした．若手技術マンはここから出発，とにかくやってみることから始まるのでしょうか？

　本当に誰のための開発なのでしょうか．研究費をもらい研究する段階

で終了してしまっても誰もそれを悪いとも良いとも言わない．チャレンジすることに意義があるのでしょうか．ただ聞いているだけでした．

上村：私なんかが「使えるように」研究してほしいと言っても，「これは次回どこからか助成金とれたら」とか「今回はここまでにしましょう」ということで打ち切られてしまいます．次に続かないのが残念でなりません．だから，開発・研究の場に参加させてもらい，そこから生まれてきた第一号を，これまで畠山さんと一緒にやらせてもらったときのように真っ先に使えると思っていたのですが，使っていなくてはいけないはずなのに途中で終わっています．

八代衣：私，横で聞いていて，「いいのが完成したら即買います」って言ったのです．まだ中途半端な物のように見えるのに，それにはすごい研究助成金がついて研究しているものだそうです．

上村：大学の研究室と県レベルの研究室とは，情報交換しないような気がしています．お互いにどちらもがやっている技術を含めれば素晴らしい完成品になるのですが．何とかして共同でいい物を作って欲しいと思ってもやらない気がしています．それぞれの分野の専門性を誇示しあい，互いにプライドがあるからでしょうか．

畠山：私はそういう立場でやっていないけど，そういう人たちを代弁すると，オリジナリティを主張したいんじゃないでしょうか．ユーザーに届けるってことよりも，要するに自分たちの研究業績優先じゃないですか．乗り入れをするためには，よっぽど突出した技術を持っていて，一緒にやりましょうってことでないと，似たようなレベル同士ではやらないんじゃないですか．まずどっちが先に発表するかっていう競争です．

だから，私はそれ間違っていると思う，間違っているんですよね．誰のための開発かっていうのが抜けている．でも表層的には，「障がいのある人のためにやっておられるんですね」「がんばってください」ってことになる．その行き着く先はコマーシャルアベイラブルではなくて業績，研究業績で終わりです．

「もう作る時代は終わった」のか？
使われるものを作ってこそ人への技術貢献

畠山：ある研究者から「畠山さん，もう作る時代は終わったよ」って何回も言われたんです．「作る時代じゃなくて，活用する時代だ」って．私は作りたいから作っているわけじゃなくて，その人の生活に合ったものをということで，作らなくてもよければ作りたくない，作る必要もない，作る意味もない．だけど人の生活の中で，必要だったら何か生み出さなくてはならないものがある，という考え方です．

何も作りたいから作るんじゃないです．その研究者が一つだけ言ったのは，轟木君の鏡（轟木ミラー，前出126ページ注参照）を見たときに「畠山さん，作る意味もあるんですね」って彼が言いました．あれだって，作りたいから作ったんじゃなくて，必要だから作っただけだって言ったことがあります．でもね，今は，あるものを届けるっていうのが彼らの考えですよね．「アルテク」って言います．私はアルテクの決してすべてに反対してはいないんです．だけど，あるものだけでは，決して豊かな，豊かなというのは贅沢なという意味ではなく，豊かな生活はできないって思います．だから，今のこれ（コミュニケーションエイド）だってね，無いから作ることになったわけでね．アルテクだけでいうとこれはないことになる．

まず個別に向き合うのが畠山流
一人の人に見出せなければ多くの人に見出せない

司会：あの轟木ミラーをいっぱい作ったらみんな便利かというと，そうではない．やっぱりあれは固有ミラーなんですよね．鏡は轟くんが作って貰ったものです．

畠山：だから，固別対応なんです．

司会：このコミュニケーションエイドも個別のものだし．

畠山：個別でいいんですよ，私はまずは個別に向き合う必要があると思っているんです．最初から多くの人を意識したら，多分上村さんと出会うこともなかった．個別なんて非効率でしょって言われても，効率の問題じゃないのです．個別に一人の人に何か見出せなければ，多くの人

に見出せない．私は描けないんです，頭がそんなに良くないから．多くの人に合わせたデザインってありえないんです．私は個別の人でやっていく中で，それが場合によってはひょっとして他の人にも繋がるかなくらいで．それは，まずは望まないんです．

司会：これについては，私も，昔も今も変わらないことを言わせていただくのですが，上村さんが一番最初におっしゃったように，畠山さんに会えた人は良いよね～になっちゃうのではないですか．会えなかった人はいつまで待っていたらいいのか？　待っていたら順番回ってくるか……不安ですよね．

上村：「リハ工」でも，それに近いことをいう人がいました．特定の人だけに畠山君は肩入れしすぎじゃないか，って．

八代衣：私はね，どこに行っても，この人に聞いたらきっといい情報をもらえるやろうなぁ？　と，機会あるごとにその分野のプロを見つけることができました．このことは，畠山さんに頼めば，きっと私達の生活が楽になるもの作ってもらえるだろう，そんな思いで頼んだのです．

司会：特定の人を選んでいるなんて思ってないです．ただ畠山さん一人では対応できるクライアントの数にはどう見ても限度があるわけです．でも個別に相談したい人たちはたくさんいます．要するに相談はすべて本来個別なのです．問題が個別であるからこそ相談が成り立つようなものです．この個別対応があってこそ，上村さんも自立できたといっても言いすぎではない．

だから，相談のシステムはつくらないといけない．上村さんがおっしゃったように相談できる窓口があってこそ，個別でリハエンジニアの対応が受けられ，場合によっては個別製作をしてくれるようなところ，そういうところがこれからもっと必要ですよね．

IV．自立を支える家族の力

たった2行の液晶ワープロからすべてが始まった
　　私を動かしたのは奥さんの確かなパワー

畠山：話の初めに戻るんですけど，私の労災工学センターの研究室に，上村さんと奥さんが訪ねて来られたとき，奥さんの印象がすごく強

かった．上村さんは言葉少なくて，けっして悪い意味じゃなくて，ご本人にニーズがあるのかなって疑問でしたが，奥さんは「私を楽にさせて欲しい」ってはっきしていました．

八代衣：この人の利用している機器は全部私の手足となっているのですから．

畠山：言葉少なだけど，ちゃんとご自分のことをおしゃっていた．私を動かしたのは奥さんのパワーかな．

八代衣：パソコンがまだ世に無いときにね，高島屋とか三越に行ったおり，たまたま東芝とシャープのパソコンを見つけました．指で触ってみると一入力で使えることがわかり，畠山さんに使えるように作ってもらえると感じたのです．これで作ってもらえば主人はパソコンを使えるようになると思い，早速その情報を持って，畠山さんに作ってほしいって頼みに行ったのです．畠山さんが東芝と交渉しようと言ってくださり実行できたのです．東芝の「ＪＷ１」を購入して使えるようにしてもらいました．

畠山：情報をもらって，キーボード作ったんですよ．

上村：たった２行の液晶で，ワープロ専用機でしたよね．

畠山：なぜ東芝と交渉したかというと，製品を改良すると保証を受けられなくなるので，キーボードだけでいいので情報をもらいました．東芝が作ってくれたわけではありません．日本で最初のワープロでしたよね．

八代衣：東芝の「ＪＷ１」です．60万円したことしっかり憶えています．

畠山：私は大丈夫かなって思いながら，改造して作りました．

上村：そのころはリハ訓練でやった電動カナタイプライターしかないので，ひらがなしか打てませんでした．手紙を出しても，大人なのにひらがなばかりかって言われるのではと変なこだわりがあって，文書を書くたびに漢字が使いたいと思っていました．「ＪＷ１」のことを知って，これだと思った．自分に使えるかどうかなんて考えませんでした．それまで怪我してなかったら，自分は手書きでずっと通した人間だと思っていました．

八代衣：口でぽっちんぽっちん打って，カタカナばっかりで可哀想だと思っていたから，たまたま行ったデパートで，初めてこんなにちっ

ちゃなワープロを見つけびっくりしたと同時に，主人にぜひ使わせたいと思い，畠山さんに使えるようにしてもらおう！と思ったのです．

上村：そのころ，妻は私がこんなに長生きすると思っていなくて，生きているうちにできることを叶えてやろうと思って無理して買ってくれたみたいです．

司会：高かったよね．

八代衣：付属の機器を買うと100万円はかかった時代でした．生きがいがあればそれでもいいかって思いきって買いました．

畠山：その後ですよね，たとえば電話機を導入したり，ECSを導入したり，労災病院に入院中にキーボードをご用意しましたっけ．

上村：うちに帰ってからですね．電話機が最初，ECSからワープロ専用機，そのあとキーボードとマウスでした．

八代衣：ワープロが届いたときは，嬉しくて嬉しくて，ベッドで毎日やってました．毎日みんなに手紙書いてたら，書く相手がいなくなった．

畠山：そこからすべてが始まってたんですよ．上村さんのキーボード，マウスが「アスキー」（ASCII，（株）アスキー発行の雑誌）に載って，それを見たのが轟木君でした．

司会：あれから「アスキー」にそういう記事がいっぱい特集みたいに出たじゃないですか．絵を見た障がい者の人は多かったですね．

私が「横浜リハ」で仕事を始めたきっかけも上村さんでした
在宅リハの面白さに目覚める

畠山：私が「横浜リハ」で仕事を始めたきっかけは上村さんなんです．以前に「神奈川リハ」（神奈川総合リハビリテーションセンター）にいたのですが研究部だったので，研究としては地域に行けましたが，サービスとして行くことはできなかったのです．そのあと労災工学センターにいたときに上村さんと関わって，在宅をやりたいと思って「横浜リハ」ができるときに，私は真っ先に迷わず行きました．

誘われもしたんですが行くきっかけを作ってくれたのは，上村さんでした．病院とかリハセンターよりも，やっぱり在宅で，本人だけの表層的な困りごとを支援するんじゃなくて，上村さんと奥さんとの関係性とか，ご家族も一緒に視野に入れながら支援する．電気錠をつけたりと

か，インターホンとか，奥さんがお嬢さんの美緒ちゃんのPTAに行ったりとか，そういうことも支援するやり方の面白さ，奥さんがつねにおっしゃっていた「楽したい」って．それは裏返して言えば，本人の自立ってことですよね．それを教えられた．

この人の自立は私の自立
お前がいるとヒューズが飛ぶ

　八代衣：それはこの人の自立でもあるし，私の自立でもあるのです．この人がやれることがあるのは嬉しいことで，私もその分だけ自分の時間ができるので幸せです．そんな日が早く来ないかなってずっと待っていました．それまで主人は自分のことが心配で私にずっと側にいろって感じだったのですが，お前が一緒にいるとヒューズが飛ぶから1時間でいいから外に出ろ，家にいなくてもいいと言うんですよ．しめしめって思って私はすぐに買い物に走ったのです．その時間が少しずつ増えていきました．2時間くらいOKになると，ぽちぽち働けるかなって，毎年面白かった．

　畠山：今も変わってないですね．衰えない

　上村：実は，今年で4年目になり11月にも行かせてもらいますが，石川総合リハセンターが毎年「補装具等の適合・供給人材スキルアップ事業」の中で開催されている＜自立支援型サービスの視点を重視したプランニング実践研修＞に呼んでもらっています．

　畠山さんにお世話になって，いろいろなことができるようになって，そういう機会をもらって話しをさせてもらいに行くでしょ．そうすると「奥さんすごいですね」っていうことになって，私としては普段の生活でぼろくそに言われているから「そんなわけねーだろ！」って．帰りの車に乗ったとたん喧嘩したりします．

　八代衣：「今何やっていますか」って質問されて，今日はご紹介できる物を縫ってきました．「お尻に床ずれができるからズボンのお尻の部分を全部切り抜いて，別布でおサルのおけつになってきました」とかね．「留置バルーンに変えてからバルーンの接続ホースが丸見えでかっこ悪いからホースに布をつけてきました」とかね．「今度はこういう物を作ってきました」っていうと，OTの人たちが皆「えぇー」ってなる．

「今日はトータルファッションで手袋の色を変えました．洋服に合わせて黄色にしました，白にしました」って紹介するわけ．そうすると皆が「ほー」となるわけですよ．こういう生活も楽しいです．毎日が工夫ですから．

　障がい者になってからでも楽しめることもあるのです．

本人だけを見ても在宅はできない
大事な家族の関係性

　畠山：だから私は「横浜リハ」でもそうだったし，今だって相談受けたときは，本人だけ見てないですよね．ご家族を見ながら，またご家族にも経験してもらう，道具を紹介する，「ちょっと試してみてください」って，これがすごく大事です．一緒に入ってもらうのです．

　八代衣：いろいろな物にとても興味を持ちました．私もやってみたいと思うのですが私が取っちゃったらいかんなって思い，なるべく触らないようにしたんですよ．畠山さんが作ったキーボードを触って私が覚えちゃうと，私がやっちゃうからいかんなと思って，なるべく触らないようにしました．そうしたら，うちの子どもが「お母さん，お父さん死んだらどうするの，あの機械使えなくなるじゃない」って．「早めに覚えておかないとお父さん死んだときにもったいないよ，100万円かけたんだから」って．「そりゃそうだけど，取っちゃったらやることなくなるじゃん」って．だから私は触らなかった．主人は誰よりも早くパソコンに触ったけど，私は誰よりも遅く触った．いまだに私は習わずに操作方法は盗見しながら覚えています．

　畠山：すごく大事な関係性．私は在宅のすごさ，面白さっていうのは，そういうところにあると思う．本人だけ見ていてはいけないし，だけど私は正直言うけど，在宅リハのスタッフたちはやっぱり本人だけ見ていたり，病院の延長線上であったりとか．家族の表層的な情報に終始しているように思います．

　司会：そうですね．たとえば，介護保険上でも高齢者のところにOTもPTもST（言語聴覚士）も当たり前にサービスとしての訪問が行われるけれど，やっぱりその訪問時間内でのことでしかなくて，その人たちに興味があるかどうかはわからないですが，なんか遠慮もあるのか

な，踏み込めないものがあったりして，お互いにそんなに深く関わることなく，「こういうもんがありますよ」で終わっちゃう．

畠山：それが一般的な形で，決して間違っているわけではない．

司会：間違ってないと思う．まずは，どの人のところにもそこまではできるようになったっていうのがある．

畠山：「横浜リハ」の当時の所長だった伊藤利之先生からも何回も言われました．「卓ちゃんは特別だな〜ああいう関わり方ができる」って．本当はそれを特別にしちゃいけないのかなって思ったりします．

司会：いや，でも私は，特別にそうする人も大事なんだけど，まずは「市民全員が平等にそのチャンスが与えられなくちゃ」って思います．

八代衣：でもそれは，誰が情報提供するのか，人それぞれの思いの受け止め方がある．介護保険をおじいちゃんが利用しているのですけど，いろんな人がヘルパーで来るんです．同じことをやって貰うにしてもそのやり方や心の伝わり方は違って当然だと思うのです．その関係の中でおじいちゃんが自分で人を選ぶのです．特別かも知れません．できる・できないも感じるんですよ．「あんたさんには来てもらわなくてもいい」と言って断りながら選ぶのです．平等にチャンスを与えられたとしてもその人が必要とする人かどうかは本人が必然的に選んでいくことは当然のような気がします．

司会：よけい情報を欲しい人，あるいは個別対応して欲しい人は手を上げればそれが叶う，という平等な仕組みがあったら，閉じこもっちゃう若い人もなくなるのではないかと思います．

V．医療・介護サービスへの不安

年取ったときの新しい悩み
「施設行くしかないのかなあ…」の前に考えておきたい

上村：今は何とかふうふう言いながら仕事もして，世話をするたびに足腰が痛いって叱られるけど，世話をしてくれている妻が，入院したり，急に病気になったり，年取ってきたら俺って施設しか行くとこないけれど，俺みたいのが施設に入ったら，寝たきりにされて何にもできないようになっちゃうんだろうなって心配になります．だからそういう受

け入れ先も真剣に考えないといかんなとか，これから先の自分の生き方や場所，取り組み方について考えて行かないといけないのかなって思ったりしています．その中で，特に感じるのですが，最近は都市部の若い頸損の人たちの中に，自分で自分のサービス事業者になって若い人を雇って仕込み，自分のことをみてもらって生活をしている人が増えているのです．それってすごい，私から見たら勇気あることだと思います．

そういう意味では，私なんかは介護保険制度だとかいろんな制度がスタートしたばかりで，地方にまで普及していないときにこういうふうな体になったから，内輪の人たちばっかり頼ってきた．これがもっと早い時期にヘルパー制度なんかが導入されていたら，もっと先々のことが気楽に考えられたのかなとも思います．

今急にヘルパーさんに切り替えられても，やってもらえないこととか，自分で説明することがむずかしいこともあります．極端なことを言えば身体の前面のほうはまだ説明ができますが，見えない後ろ側の褥瘡の措置なんかは微妙なことがあるので，結局うちの妻にやってもらうことになる．こういうことは説明しにくくてできないんです．ああしてほしい，こうしてほしいって．だからそういう部分も含めて，年を取ってきた今の新しい課題で悩みです．

医療側は「障がい者」の特性がわかっていない
医療と障がいの間にある大きな溝

八代衣：今回大腸の手術で入院したじゃないですか，主人がお腹が張るって言うから，ガス抜きでもしようかと話していると，看護師さんが「先生の許可はとりましたか？」って．「じゃああなたは先生の許可とって便所行くの」「私はこのぐらいだったら，貴方に頼まなくても一人でできます」って言ったの．そしたら彼女は「私はトイレ行くときに先生に言いません」って言うから「じゃあ同じじゃないの，この人はベッドに寝ているけど動けないだけで健康なんだよ，出したかったら出したって当たり前じゃない」って言ったら黙っちゃった．

私が安心できないのは，悪いけれどやってもらったらお尻の穴がイソギンチャクみたいに広がっちゃって，摘便するときお尻の穴の皮を引っ張り出しちゃって，そしたら細菌が入って肛門がバンバンに腫れたりと

かしたこと，毎回いい状態で終えたことがないのです．その状態を先生が診られて「レントゲン撮る」って言われるから「レントゲン撮るの？」って．あんたらが失敗したんじゃないの，って言いたかったけど．我慢．こういうことを徹底的に学べる場というか，扱える人を育ててほしいと毎回思うのです．いくら学校で習っていても，福祉機器と同じで患者をこなせない人に会うとき．不安がいっぱいになるのです．

上村：今回の大腸の手術のための術前検査でも，名古屋大学の先生は最初，普通の健常な人のように，「下剤を飲んで空っぽになったら，内視鏡入れましょう」といわれたけれど，本人は動けないので，よっこらしょって吊ってもらっているうちに途中で出ちゃったらどうしようとか心配で「それは無理でしょ」って言ったら，「便器にずっと座っていられませんか」って言われました．私は体幹支持ができないのにトイレに座るなんてとても無理なことです．「じゃあ家で空っぽにしてから来ます」ということになりました．「家でやるというのも」よくよく考えたら，家で空っぽにして，へろへろになって名古屋まで車で来られるのかって不安がありました．再度，急遽変更してもらい入院して病院で下剤を飲むことにしたのです．二泊三日で検査を受けることにしました．このようなことは頸損だけでなく，他の障がいの人でも，そういう検査を簡単に受けられないし，麻痺があって自覚症状がないからおそらく手遅れになっている人っていっぱいいると思います．

司会：そういう意味では，医療側が障がいをよくわかっていないですよね．医療と障がいって大きな溝があるんだなって思います．

上村：もう一つは，病院なんかも中核とか基幹病院とかってシステム化してきてることもあり．縦割りになっていることから．大学病院なんかは受傷後何年も在宅で暮らしている頸・脊損者には対応していないのではないかと思うことがあります．いつも思うのは，中核病院に行ったときにですけれど，頸損・脊損の若い人で，自分で作った車いすに乗っている人に出会わないのです．お年寄りばかりなのです．大学病院が褥瘡の手術はしません，他の病院に紹介しますというようになって，最先端の機器をそろえて，最先端の医療の方にどんどん傾いていくのではないでしょうか．障がい特性をわかって，なおかつ私のような頸損者が癌になったときの対応というのは，まだまだ十分わかってない分野のように感じます．

八代衣：主人と同じ頸損の仲間も大腸癌で死んでいます．

上村：今，国がホームドクター制度を進めているけれど，あれも確かに良いなと思うけれど，われわれのような障がいを持っていたら，地域の街のお医者さんなんか確かに対応はすごく良いけど，専門性という部分だとわかっていなくて，いっぱい矛盾を感じています．

八代衣：かかりつけ医は風邪のときだけ利用しています．本当は身近で対応してもらいたい，と思ってかかりつけ医を見つけたのですが，その医師が私では無理と言われ，他の病院を紹介してもらったこともあり，やはり名古屋まで通うことにしたのです．私が病気になったりしたら，じゃあどうするのって．本気で考えますよね．

上村：それが今自分の中で，考えたら夜も眠れない最大の要因です．

司会：その意味では頸損の方たちの「ハガキ通信」をやってみえた女の先生，松井和子さんでしたね．頸損の人のハガキ通信って良かったですよね．昔はああいうミニコミみたいなものがあって情報共有を積み重ねていた気がします．

上村：頸損の重度の人の初期にこそ，ああいうのが必要だし，紙媒体でいいと思うけどね．でも若い人にバトンタッチすると，重い人から視点が外れて，自分たちで外に出て勉強したりとか，そっちの方ばかりに活動が変わりかけている．なんかちょっと違うだろうって思います，寂しいです．

地域によって違いすぎる医療レベルの差
障がいを理解してくれる医師が減っていく不安

上村：私は入院したときに，カテーテル交換の時期がきて，病院のベッド上で代えられると必ず具合が悪くなって，管からおしっこが漏れたり，発熱したりで困ることがあり，嫌な気になります．それが中部ろうさい病院に行って小谷先生に代えてもらうとピタッと止まるのです．30年近く，自分の身体をわかってもらっているし，そういう安心感で行くのですが，カテーテル交換一つでも違います．それと，頸損・脊損を扱ってないところは，通常の手術のときに2，3日使うだけの尿パックみたいのを使っていた．小谷先生のところにいくと尿パックでもきちっとしたものに交換してもらいます．そういうことだけでも医療の差と

か，地域の差とか，あるような気がします．

八代衣：他の病院へ行ってみるとわかるよね，それは行かないとわからない．比較できないのだから．近所の病院行ってもだめで熱が出るのです．やはり不安になり遠くて大変だけど，中部ろうさい病院に行くことになります．元気だと思っていた主人が知らないうちに癌と宣告されたことを思うと，同じ障がい者仲間の中にも，病気が進行していてもわからずにいる人がいるのではないかって，最近特に思うようになりました．麻痺した体は腹が痛いことも，胸が痛いこと，疲れたことも，ガスが溜まったことも，その人だけにしかわからない会得方法を理解してあげない限り手当がしてもらえないのですから．悲しいかな障がいのない人にはあまり理解してもらえないことが多くありました．担当看護師から朝まで我慢してよって言われたりして．

上村：畠山さんはご存知だと思いますが今はお亡くなりになった中島部長の後に，井上寅吉先生が中部ろうさい病院のリハ外来におられました．小谷先生と一緒で，同時期に定年迎えられてあと5年間いられる．その先生が車いすで診察をしている，パソコンも打てないから助手をつけて入力している．その先生がずうっと前から言われているのは，頸損・脊損で急に亡くなったりした人を，たいてい医者は一言ですませちゃうけど，頸損・脊損の圧倒的な原因は血栓だよって言われます．そこまで調べずに診断書を書いちゃうけど，気をつけようって話してもらったことがありました．

その先生だけは，頸損のことをすごくわかってくれていましたが，急遽身体が重くなったら辞めるっておっしゃっていて，今度行ったときには，お礼を兼ねて覗かないといけないと思っています．覗くとついついいろいろなことを尋ねたり話し込んで，1時間くらい時間をとっていただくことがあります．でもすごくこっちの気持ちをわかってくれていてホッとして帰れるのです．

司会：日本のヘルパーとか看護師を目指す人も，頸損の方の自宅に実際に実習に行けばいいよね．

八代衣：それができる場が欲しいのよ．ここへ来れば，何時でもデイサービスとか，ショートステイしてくれて，安心だよって場所が．家族がやってもいいと思う，家族のほうがむしろ上手だから．

上村：夕べテレビに流れていたけど，名古屋の看護大の学生さんが春

日井の施設で呼吸器つけたりした難病のこどもたちの世話のしかたを実習先で受けているって，ああいうのがどんどん増えていくといいなと思う．

八代衣：もう一つの方法が，何かあったらいいと思う．家族が頑張って，ヘルパーさんを使ってない人もいる．奥さん，お嫁さんが介護が上手だったりして病院などに頼らない人もいる．この先ノウハウ持っている家族の人などを利用して，これからも消えることのない全身麻痺など最重度の患者を，自信を持って看護できる実力のある看護師を育てて欲しいこと，そして安心して看護して貰うことのできる場所があるならばと願うばかりです．早く専門分野として取り組み学んでもらっておかないと，スーパー介護プロがヨボヨボになっちゃったら大変よ．

患者を分断する医療制度
仲間同士の情報交換ができるのは中高年ばかり

司会：そういう意味では制度も変わってきていますが？

八代衣：以前は私たちもよくお医者さんから電話がきて，「ちょっと来てくれないか」って．「僕たちは命を救ったけど，生きる力を与えてくれるのは，あんたたちしかおらん」って言ってもらえたのです．同じような患者さんのいる病院に出かけていくと，そこで仲間作りができて，「こういうことしよう」とかできたのだけど，今は個人情報保護の制度で，そういうことができなくなりました．先生も私たち障がい者もお互いの連絡ができなくなったのです．この病院に同じような人がいるよ，一緒に呼んであげようとか，そういうことがもう一切ありません．昔はね，ОTの指導者から岐阜県の人だけでなくて愛知県の人も呼んでとか言われ「頚損の会」がふくらんで，多くの仲間が集まってきたのですが，今それができない．情報交換が患者同士でできると，社会参加も早くできると思うのですがそういうのがなくなった今は，家に引きこもってしまって．仲間同士の生きた情報が得られない最悪の状況だと思っています．

司会：確かにそうですね．元気で情報交換しているのは，結構中高年で，昔に関係ができていた人たち．今の若い患者さんたちはつながっているのかしら……と思います．

八代衣：この間（2016年）主人が入院したときのことですが，隣に患者さんがいるのですが，カーテンで仕切られているので話すことも顔を見ることもできず以前との違いを感じてきました．本当に不思議な光景でした．われわれが受傷して入院していた当時は病院に行っても，リハの訓練室に行けば皆がいて，あの人こういうことやっている，うちも真似しようって．人のやっていることを見ながらいいところを盗むことができました．また，OTやPTの先生方とも情報交換し前向きに頑張る意欲をもらったものです．それも今できない．ほんとに寂しい世の中になってきています．命を救うだけの病院にはなってほしくないと願います．

VI．障がい者自身の努力で社会を変える

当事者が自ら発言しないと理解されない
東京都のヘルプマークのもつ教育的効果は大きいと思う

司会：支援機器や医療・福祉制度は根幹だけれど，当事者の努力や裏腹の社会教育も必要ですよね．

上村：私もそうだったけれど，こうして普通に生活できているときはそこまで思わないですよ．うちのメンバーに「若いと結構無理してもいいのだけれど，ある年過ぎたら，本当に体がガタガタって悪くなるときがくるぞ」と言うのですが，そういうことは若い人には今は理解してもらえない．

八代衣：若ければ走るだけだからね．でも必要だと思う．ほんとに困るのです．私，名古屋大病院に行くときに，検査のときに尻をぶつからクッションもマットも持って行ったのです．看護師や技師たちは「えーなにもってきた」って感じだったので，「お尻をぶつけると傷ができるから，これを敷いてください」って言ったら，次回から優しくなりました．足が広がって，股の部分が裂けたら大変だから，持っていったゴムで両足を締めて足を閉じてくださいって言ったら，「注意するので情報を教えてください」って言われて，名古屋大学は前向きだなと思いました．

司会：でもやっぱり当事者が言うことが大事ですね．

上村：それは私も思う．社会が理解してくれるのと合わせて，当事者

が言うことが大切だと思う．外へもどんどん出て行けば，車いすの子の問題はわかるでしょう．私は栃木で手に入れたのですが，東京都がヘルプマーク出したでしょ，赤いの．ああいうのって，昔ＮＴＴが黄色い手帳．最近はマタニティマークもあるけど，ああいうので車いすにぶら下げようかっていうと，妻はみっともないって言います．ぶら下げてどんどん出て行けば，何か変わるかもしれない．今の時代だと，皆さんが調べてくれて「そういうやつか～」って広がっていくといい．

司会：あれをつけていると，教育的効果があるんですよ．学生さんたちが，「あのマークの人だ」って思う．勉強した人は，子どもたちに認知症も障がいも伝えていかないといけない．教育の現場で言わないとね．

八代衣：教育現場で浸透するようにしないと，わからないよ．スウェーデンかスイスのマークかって思ってしまう．

司会：東京では小学生用の認知症のパンフレットがあります．だから，冬にサンダル履きでＴシャツのおじいさんがいたら「おかしいな」って，そういうときは「なんて声をかければいいのかな」って考えてもらうんです．子供たちに伝えていかないと，地域包括ケアは成り立たない，と思います．

上村：うちも仕事で大垣市の，知的障がいのパンフレットは作らせてもらいました．認知症についてはやっていませんでした．

八代衣：いすに毎日座っていてどこにも行かずただ見つめている人がいる．

司会：だから，その人になんて声をかけるか．声をかける言葉が書いてあったりする．大人だと，3回に1回くらいは「うるさいわね！ほっといて！」って言われちゃうけど，子どものときから勇気をもって知らない人にも，困っている様子だったら話しかけられるようにしたい．

八代衣：小さいときからの教育は大人になっても心のどこかに浸透しているから何年か先には良い社会になると思う．でもそれが日本は欠けているように思う．徹底した教育をやってほしい．

司会：上村さんも，そういう教育のモデルになっていただけるといいですね．

自分たちの後継者を考える
同じ思考を持つ仲間は少ないかもしれないが後輩を育てたい

司会：畠山さんがやっていることの後継者っていうのはどう考えます？

畠山：後継者っていうよりも，同じような考え方を持つ人っていう意味では，「横浜リハ」の小川孟さん亡き後は渡辺崇史（日本福祉大学教授）さんです．リハ工学の動向ということでは点の技術としてはすばらしいけど，それが生活の中で本当に使えるのか，疑問に感じているものがたくさんありますね．やっぱり誰のための機器開発かっていうのがいまだにわからないものが多いですよね．特に最近のロボット技術の応用ってところが，私はロボットを否定するつもりはないのですけど，それこそがこれから目指すべきだっていう考え方には私は与みしないというか，ロボットもあるだろうけど，もっと基本的な技術をうまく活用すれば，十分できてしまうことも多い．でも残念ながら，今の国の流れはロボットにならないとお金が出ない仕組みになっています．昔，ずっと上村さんなんかと作り上げてきた，そういう技術開発にどんどんお金が出にくい仕組みになってきているのが残念ですよね．これで，日本の超高齢社会を乗り切れるとは思いません．

八代衣：本当にそうだと思います．畠山さんみたいな能力を持った方のあとの後継者ってむずかしいと思います．思いがないと，やる気がなかったら育たないし．

司会：畠山さんがいらっしゃった「横浜リハ」の人たちが，もし思いがあったらそれはやれるのでしょうか？　それとも，「横浜リハ」という仕組みがそれをさせないのでしょうか？

畠山：どっちもありますよね．人って要素もあれば，仕組みがそれ以上伸びない仕組みになっています．やっぱり財政が2010年以降は投資がされないことも含めて，なかのスタッフたちの研究開発に対するモチベーションも下がります．

私は今大学に所属しているけれど，現場にいると思っています．一人一人がクライアント，学生もクライアントなんですよね．だから障がいのある利用者さんって意味では，私は以前より関わりが少なくなってい

るんですけど，でも学生さんって意味では，前と同じような気持ちで関わっています．

行政の仕組みが変わっていくってことと，その中で生きる人たちがどう変わろうとするか，そこにいてはだめだったら外に出ることも含めて，同じところにいてはできなかったことを今やっています．

Ⅶ．地域リハビリテーションは生活リハ

地域をやるにはOT，PT，ST，ソーシャルワーカーが必要　専門職教育にある壁を越えなければ

司会：話は変わりますが，地域リハビリテーション構想は，うまくいかなくなってしまったのでしょうか．

畠山：私の切り口から見ると，地域をやるためには，いろいろな職種OT，PT，ST，ソーシャルワーカーなどが必要です．そしてそこに必ずエンジニアリングが必要なんですよ．そういう流れは続いていますよね．たとえば「石川リハ」（石川県リハビリテーションセンター）には北野義明さんというエンジニアがいますが，一人だけでもうれしいのはうれしいんだけど，一人だけではテーマをこなせません．人が生活していくためには，さまざまなテーマがあり，とても一人で対応できるものではない．まさに多職種の連携です．そして生活リハとして考えること，医療的なリハではないのです．

あとひとつ言えば，OTとPTは別個に柱があったのです．私は愛知県の星城大学に5年間いたのですが，OT，PTを一緒に授業をしました．それは私の中で当たり前の話です．横浜の現場では常に横にOT，PTがいました．ところが大学に入ってみると，そういうOT，PTの教員は別個に動いていました．対象は患者さん，利用者さんなのに，全く別々でOTはOT，PTはPTの枠に分かれているわけです．教育の中で分かれているので，OTの視点だけで見て，PTの視点だけで見ていました．「横浜リハ」では在宅でOT，PTが一緒にいることで，それぞれの違った視点から話し合える場がありました．

八代衣：でも生活でいったら，OTの方がより生活に近い．でその動作をするためには「PTしっかりやってよ」って，「あなたの可動域訓練

が悪いから物が使えないのよ」って言える．OTがいばればいいって私は思っているけど．

畠山：スウェーデンでは，判断するのはOTです．

司会：最近やっとわかったことで申し訳けないですけど，OTの鎌倉矩子先生^{注)}が書かれているように作業療法士の「作業」という意味です．日常生活を送ることとリハビリテーションってことがイコールっていう考え方について，OTの目のつけどころのほうがいいんですね．私は高齢者を相手にしているから，高齢者に筋力トレーニングは無意味だから．それより今ある力でどう生活するかっていうところで考えてくれるのはOTですね．

畠山：OTは，私はまだまだ機能訓練室のレベルだと思う．

司会：OTはPTの真似っこをする必要はないから，独自性をもっと強調していいのですが，やっぱり機能訓練をやってしまう．

畠山：OTの教育の中で，私が支援技術の特別講義で呼ばれていったりして，たとえば2日間で教えるような講義ってあんまり他にないのですよ．今度，山形県に行きます．たった2日間で教えるくらいでしょ，でも他に学んでるOT，PTっていないんですよ．OTはOTの世界なんですよ，教えている先生たちも支援技術を教えられない．それが問題なのです．OTはOTで問題なのです．

注) **鎌倉矩子**〈かまくらのりこ〉
医学博士．1962年東京大学医学部衛生看護学科卒業．大学在学中に心酔する恩師津山直一整形外科助教授〈後に教授〉の強い勧めから同窓生寺山久美子（元OT協会会長）らとともにリハビリテーションを志し，肢体不自由児協会整肢療育園に就職．1966年東京大学医学部附属病院リハビリテーション部を皮切りに，東京都老人総合研究所主任研究員，東京都立医療技術短期大学教授，広島大学医学部保健学科教授，国際医療福祉大学大学院教授など歴任．専門教育のパイオニアとして体制つくりに貢献．またOT協会の理事としても専門職としてのOTの倫理，学術面の向上に尽力し，その功績から日本作業療法協会の名誉会員として顕彰されている．研究テーマはひろく，著書に，「手のかたち 手のうごき」「作業療法の世界」「高次機能障害の作業療法」「ADLとその周辺」「PT・OTのための運動学実習」「作業療法士のための研究法入門」などがある．

PT・OTの間にある壁をとりはずす
次はQT，岐阜県できた情報科学芸術大学院大学の試み

司会：具体的にはどんなことでしょうか？

八代衣：患者さんのところ行ったら，切羽詰ってやるんだよね．

畠山：切羽詰ってやったり，業者さんに丸投げしたりする．それが一番いけない．だから，それは貴方の仕事です，って．

司会：私もそう思う．でも，たとえば，頸損の人見たことないとか，そういう人がいたらかわいそうな話だなと思うんですよ．せっかくOTなのに．

畠山：だから，あんまりことを大きくしたくないけど，日本のOTの教育ってそこが足りないように思うのです．「横浜リハ」ではPTにスイッチ制作なんかを「一緒にやらせてくれますか」って誘うと，PTならではの視点の結構良いスイッチを作ったりする．だから私はそこに線を引くのはおかしいと思う．やっぱり教育から変えないと．そこに問題の根源の1つがあると思います．

司会：あると思う．そして，本当はOTやPTの人にも，子どもも大人の障がい者も知ってるような教育が必要だと思います．

八代衣：それは思いがあるかどうかじゃないでしょうか．

司会：見学してるだけの教育なのかしら．

上村：成功していないから何にも言えないけれど，梶原知事さんのときに，北欧視察に行かせていただいた後に，支援機器を考えないといけない．人を育てるようにと指示があったようで，2つ研究会が進んだのです．その中で，今のOT，PTに加えて，次はQTっていうのを作ろうと，色んな分野から，たとえば建築のことを知っていてそういう分野から入ろうって思うのもOKだし，先生やってみえて入ろうと思うのもよい．電子関係からでもよい．本当に質を求めてサポートできる，あるいは岐阜県で独自にという提案までして，少し動き始めていたのに，ストップしたのですけれど，それが，IAMAS（イアマス）という岐阜県の情報科学芸術大学院大学（http://www.iamas.ac.jp/）の中で一部受け継がれているような気がします．1学年20人くらい，2年間県費で学べて，年齢から国籍も多様で，社会人とかどこかの市役所退職した人が入ってきたり，教員より生徒の方が年上だったり．その中で，福祉の

分野に学生さんがいるから，そういう人たちにプロジェクトとして力入れてくれている先生が出てきて，形は違うけど何かの形でそういう人が動いてくれたらと思います．

畠山：大学の教員になって初めてわかるのだけど，優秀な生徒が助手さんになって，準教授になって教授になるみたいなルートができていて．研究業績であったり，査読付きの論文が何本あるかで決められる，だけど現場を知らない．本当になってほしい人は日本の大学の先生にはなりにくい仕組みなんです．大学の教員で社会人からなる人もいるんですけど，絶対的に少ない．本当に現場を知らないと思う，せまい．むしろ学生さんのほうがいろんなこと学んでて，実は知っていたりする．

これからのOTに期待したい
生活を見ていけるのは誰か，OTなのかPTなのか

上村：この本にOTを目指す学生さんたちへメッセージこめてもいいですよね．学生さんたちは，OTは何をやらないといけないのかってことをもうちょっと認識してっていうか，今日本に帰っておられるけど，河本佳子さんって，若いときに日本からスウェーデンに行って勉強して向こうでOTになった人だけど，その人が『スウェーデンの作業療法士―大変なんです，でも最高に面白いんです』（新評論，2000年発行）って本を出されてますよね．あのような産まれたときから障がい持ってる子，親御さんのQOLの指導と合わせて，OTを目指す人たちに，自分たちが何をやらんといかんって考えてもらうような内容もありかもしれません．

畠山：OTこそ大きな鍵になると思います．ただし，PT，OT養成大学ではPTが上でOTは小さくなっていたり，学生も実は本当はPTになりたかったのにOTにしかなれなかったと思っている人がいる．それは違うのです．OTこそ意味がある．先生たちもPTのほうがプライド持ってる．これは間違いなんです．PT，OTって言うけど，私はOT，PTって言うことにしています．これからはOTだと思う．

八代衣：一番大切な生活に密着し，障がい者に一番近い存在になって生活を営むための方法をアドバイスしたり，物作りしたり，頼りにしたいのが本来のOTだものね．

畠山：本当は学校から変えていきたいんだけど，なんかもう教員たちが固まってしまっているような気がします．だけど，現場に出たOTたちは困ってるんです．どうやって取り組んだらいいかっていうのを．そこに目掛けてでもいいし，できれば教育を受けてる人たちにも手を入れてもらったらいいんじゃないですか．

上村：唯一，最近ちょっと救われるのは，養護教育の分野に若い人が，特別支援学校とかの教員になりに出てくるようになった．こういう人がもっと連携して，動いてくれたらもっと良くなるんだっていうのをちょっと感じ始めています．

畠山：早稲田大学を出て，もう一回2年間別の大学に行って，特別支援学校の教員になったゼミ生がいます．一回受けて，もう一回落っこちて……．

上村：教員を何年かたったら試験やって問題あれば落とすとか，そういう制度が出てきて，教育は何やってもずうっと続けられるっていう社会からちょっと変わりつつあります．

障がい者目線での支援技術を
残念だったロボットアームの研究の断念

上村：ずっと畠山さんにお世話になって，「支援技術が，必要！必要！」と言ってきましたが，なかなか実現しない，何とかしたいとの気持ちで県内で開催した福祉フェアに小島さんと，昔の通産省で福祉機器研究室の初代室長だった後藤芳一さんに来ていただき話をしてもらいました．とても反響があり，県も意識し始め必要性をわかってもらえたかなと思いましたが，まだ十分理解してもらえていません．

来年度から，愛知県の特区でやるのですが，その先端技術の支援を，岐阜県も国の事業で3年くらい継続することがあり，そのときに障がい者の支援をやろうということになり，車いすにロボットアームを付けようという研究になりました．

障がい者も加えてもらい意見を言わせてもらう参加の機会は，とても大事で嬉しいのですが，ロボットアームを必要としそれを操作したい人は重度の障がい者で，操作方法も踏み込んだよりよいものに検討すべきと思うのですが，そのレベルは悲しいかな，現状はジョイスティックの

段階で留まってしまうのです．

　ジョイスティックも操作できない人のために，あと一歩踏み込んだ入力装置に力を入れようと提案しても，残念なことにそれをやらずに終わってしまい，あのときのロボットアームは何だったのだろう．また頸損のための入力装置って，スイッチだけじゃなくて色々な機能を持っているものがあります．私が望んだのは，加速度センサーとかゲーム機とか体重移動だけで動くことができるものだったのです．提案して試作品までできて，コントロールもできて，実際に試乗してみると，段差がある所で動くとわずかに視点がずれることくらいで，その解決方法は素人考えだっていわれるかもしれないけれど，ノイズなどは車の生産部門なんかで実際に使われているセンシング技術の利用なんかで消せそうな気がするのに，残念なことにそこまで追求せずに終わってしまったのです．

　畠山：そのプロジェクトは，今は終わったんですか？

　上村：それは終わって，今はスマートフォン，タブレットの福祉分野での利活用の取り組みに参加させてもらい，そこに参加してもらっている技術研の研究員に研究費が3年間出ています．来年1年で終わりますが．

点の支援の限界
当たり前の生活が見えない

　上村：「リハ工」とか「生活支援学会」とかに参加させてもらっていましたが，「生活支援学会」（一度途中で辞めるのですが）では，ある研究員が食事のロボットを研究しておられ，データをとってみえたので，「そのデータは手が使えない人のものですか？」と聞いたら，「いえ研究室の職員です」と平気で答えられました．それも，とりあえずテーブルの上に置いてある食器から食べれるのですが，「じゃあ食器の中の前面や横の食べ物を口元へどうやって移動するのですか？」って聞いたら「いや，それは…」って平気で言う．あれには驚きましたね．

　畠山：さっきから私が申し上げた，点の支援で，口に持ってくる，そこまでしか考えていない，彼らはたぶん見えないんですよね．そういうロボット開発が多いんですよ．要するに，重いものを抱えられることな

んかできても，「すごいね〜」だけです．妻がヘルパーをやっているのですが，「これっていつも電極貼り付けて，ガチャンってつけてやるの？」，「こんないちいち身体に装着してやるわけないでしょ」って言っていましたが，こういう当たり前のことが見えていないのです．要するに，抱え上げることだけしか考えていないのです．

上村：私はわりと早い時期に，そういう発表を聞いて，「これって身体の下に手を入れますよね，「私は神経がない（麻痺している）のですぐに傷ができるのですが，指なんかの素材って，その辺は？」と聞いたら，「いや，それは…」ってなっちゃって，考えてない．

イライラするのは，確かに障がい者支援を研究してもらえるのはありがたいと思うけど，「これってもう何十年も前に畠山さんたちがやっていたことなのに，そういうことまで調べたうえで言っているのかな？少しも新しいことないな」って思うことが結構あります．研究するなら，過去の発表に目を通して，過去の研究があれば，じゃあその研究者に上積みの研究をされればいいのにもったいないな〜って思います．

ハイテクでなくローテクでできることは多い
人間としての気持ちを第一に考えよう

上村：最初に畠山さんが言われたように，最新のテクノロジーがなくても，ローテクで解決できることはいっぱいあると思うんですよね．

畠山：だけど研究業績を求める人は，それでは業績にならないからやらないようです．だから，本来の動機が間違っているんです．

八代衣：矛盾だらけね．そういう研究を大事にする社会にならないといけないと思う．以前にカナダの研究者から「会社は僕たち二人でなりたつんですよ．障がい者にとって良いものは国から支援してもらえるんです」と言われて，びっくりしました．日本もそんな社会になればいいよね．全社員二人のみで研究者としていっぱしに生きていけるくらいの評価をしてもらえたら，頑張れますよね．

上村：介護保険制度ができてよけいややこしくなったと思っているのです．たとえば車いす．日本の制度では手でこげる人は手動の車いすです．手を動かせる人には電動車いすは対象になりませんとか，変な決まりがあります．そして最初に申請したものでしか，更新のときに受け

付けませんとかの条件があるのです．アメリカでは，生活の幅や質を考えられて本人の生活状況をどれだけ広げられるかも考慮に入れてもらえ，どちらでも希望するほうを支給されるそうです．遠くに速く行きたいときは電動車いすを活用することもOK！と言われました．同じ人が室内ではコンパクトな手動の車いすを利用することも可能だというように．臨機応変に対応して貰えるそうです．人間としての気持ちを第一に考え大切にしている気がします

　畠山：住んでる場所とかね，坂があるとかを検討して考えないといけない．

　上村：そういう一番基本の部分が違うのです．障がい者差別解消法ができて，そのへんで誰か声出してくれるかなと思い，変わることを期待しているのです．

Ⅷ．自分の体験を伝えること

頸損になった人たちに伝えておきたいこと
　頸損の泌尿器のトラブルは普通の医者にはわからないこともある

　司会：『明日を創る』のその後を同じ頸損の人たちに残したいですね．

　上村：まだ90年以降のことを書いていません．特に就労の部分を，継ぎ足しできたらな，と思います．でもあの頃みたいに自分でパソコンに向かうというのはもう無理なんです．聞き取り含めてやってもらえたらうれしいです．今も頸損になった人たちには多少は参考にしてもらえるように思うし，特に今日の医療関係とのことも書いておかないと，という思いはあるけどできていないんですよ．

　司会：頸損の人って必ず，泌尿器関係の戦いってあると思うので，その経験談は役立ちますね．頸損で若い学生さんってほんとに今元気にしてますが，でもきっとそのうち泌尿器のトラブルってありますよね．

　上村：私なんかは小谷先生に出会えたからよかったけど，泌尿器のことまできちっと教えてもらえる病院に入ってない患者さんって紙オムツしたままとか，水分摂取っていわれてもジュース1本飲むくらいとか，よくわかっていないことがたくさんあります．それで最近ですが，

うちのメンバーで脊損なんですが，酒が好きで，腎臓機能がダメになって，片方摘出して，残りの片方も危険信号が出たみたいなことをやっている人がいるんです．

司会：そうなんですか．お医者さんは言わないけど，本人が気をつけていないといけないことっていっぱいあると思いますね．

八代衣：誰からも言われないし，かかりつけのお医者さんも頸損のことわからないし，痛みは感じないのですが，いちばんのバロメータは熱が出るんです．熱が出なかったらまあ正常かな，熱が出たら何が原因かを探らないといけないのですよ，必ず何か問題があるから．それは今までの経験で言えますね．

上村：小谷先生が，結石のとき他の病院でカテーテル入れたことを残念っていわれました．あれは入院仲間から，「おしっこが逆流したらダメだと思え」とかって聞いてはいたのですが自分はそれがなく，括約筋切開だけで35年きて何もないから安心していたんです．それが集尿器をつけて仕事始めたら，集尿器がパンパンになって膀胱の中にもたまって，それが逆流していたみたいで，自分でトイレ行けないと，無理をしていたりとか，そういうのが意外と若い人に理解してもらえないのです．

八代衣：そういうことってあんまり言わないしね，私たち頸損同士だったら「どうしてる？」って言えるけど，普通は言えないと思う．

司会：いえないけど，若い人がこの前突然熱があって，病院に行ったら急に入院になっちゃっいました．「どうしたの？」って聞いたら，「石があった」っていうことがあって．そういうことが起きるのだという知識だけでも，伝えてあげたいなと思います．

自分の体験を伝えたい
SNSもいいけれど，紙ベースの本も大切

上村：われわれの頸損連絡会（正式名称は頸損連絡会・岐阜）でも在宅のミーティングを月に1回か2回やるんだけど，自分がこんなふうになって特に思うので，「君らの年では絶対にそんなことないって安心しているだろうけれど，ある年を過ぎたら，急にガタガタッってくる．俺の言ったことの10分の1でも頭の隅に置いておいて」としきりに言う

ようになりました．

　facebookの中に，頸損の人たち中心に展開しているページがあって，国立伊東重度障害者センターにみえたOTの岩井孝治先生がそれの後ろ支えをしていて，「こういうので困っているけど」とか，おしっこの関係のこととか，いろんなことがやり取りされていて，SNSだから中には，軽い気持ちで勝手に書く人もいて，それってちょっと違うよなっていうのもあるけど，そういう中に糸口があったりする．だから，在宅に戻って，ネットに参加できる人にとってはいいんですよね．

　司会：紙ベースの本っていうのも大事だと思う．

　八代衣：紙はゆっくり読めるもんね．パソコンでスクロールするだけでも目が痛くなる．

　上村：特に伝えたいと思うのですが，今回自分がお医者さんの世話になって，普通の人の2，3倍手間がかかりました．これまでは水分摂取が必要なのに，不足すると体内に毒素が貯まるくらいだったけど，今回の手術のときに，医者から「腹に脂肪がつきすぎとる」と言われて注意しようと心掛けています．

　頸損でも動ける時代になったから，若い人が出先ですごく高カロリーな外食をしますよね．警鐘を鳴らすのが必要かなとか思います．あとは，自分はどういう伝え方すればいいかわからないけど，自分が相談窓口にならないといけないのではないかと思います．畠山さんに出会って，「リハ工」に参加して，いろんな形で早くから「困ったな」ってことを相談できているけど，そういう場が最近はほとんど無いですよね．どこへ相談とかどうしたらっていうのすらないような気がします．

　八代衣：社会の中では「完結した」みたいに思われているのでしょうか．今の世の中良くなっているし，福祉の機器がいっぱいあるからって判断されているのかな．

　司会：上村さんがそうだったように，事故で頸損になられる方は今もいらっしゃる．

　上村：変わらないですよね．むしろ今のほうが医療が進んでいるから逆に重度化している気がします．私のときでも「よく助かったね」って言われました．

　5年前に気管切開をした人がいて，「事故したときどうだった？」って聞いたら，町の消防車，救急車が来て，途中で乗せ換えられたり，ごろ

ごろされたっていうのです．その人「あんた，名古屋市内で怪我して，最初からうちの病院に来とったら，肘くらい動いたぞ」って言われたそうです．そういう医療格差についてもいろいろ思います．

　司会：さっき上村さんがおっしゃっていたみたいに「もうあの本はないんですか？」っていうほど，読んでみたいなって人もいるし，突然頸損になっちゃったっていう人も読みたいと思う．この本もそういう人にも読んでいただけるようにしたいですね．

頸損でも頑張って生きられることを伝えたい
　お医者さんの言葉に逆らっても長生きをしたい

　上村：畠山さんとの出会いから，三輪さんに出会え『明日を創る』を出版する機会に恵まれた，そういう巡り合わせで，今があると思っています．この本も何らかの支援を受ければ，頸損でも頑張って生きられるよって伝えたいと思います．年とともに体力が衰えてくると，そういうことも前もって伝えることができたらなって一層思います．あるお医者さんに「上村さん，余命は，あと10年かもしれませんよ」と言われたのが2年前です．「おぉー，そうか」って．去年の1月に高山に大雪のときに，メンバーだった人のお父さんのお葬式で行ったとき，車の調子悪くなって取り替えたのですが，その先生の言葉を思い出して，逆らって長生きしなきゃという意味で，車のナンバーをとりました．

　司会：でも「あと10年」っていうのは私たち誰にもいえることだから．

　八代衣：本当にみんな良い人で，私はずっと前に澤村誠志先生（元兵庫県総合リハビリテーションセンター総長）にお会いしたときに，日本中良い人ばかりに思えますと言ったら，出会った人がだよと言われました．本当にそうです．「畠山さん，このことを助けてほしいのです」と言ったら「いいよ」って言ってもらえる．「NO」って言わない，それがすごいと思う．私はそれがあったからここまで来れました．困ったときに，小島さんに言えば助けてもらえる．「今困ってるんです」「よし，じゃあ」って．本当にそういう人ばかりだったのです．それが今のわれわれの生活なの．それがあったからこそ，支えられてきた．皆さんのおかげです．

障害が重くて逃げられなかったんです
最初の要望はすべて奥さんからの発信，これで人生終わらせてなるものか

司会：私は，当事者である上村さんと奥さんが「これで困っているんだ！」「これじゃ困るんだ！」「こうしてもらいたいんだ！」ときちんと言えたってことは，すごいと思う．たいがいの人はそんなに言えない．なかなか訴えを出さない人もいると思いませんか？

八代衣：なんでそれあきらめるのかな？　私はまだ結婚してちょっとしかたってない時期，人生これで終わるか？　何これ？　って思って諦めがつかなかった．

上村：結婚して3年半か．

司会：そんなときだったんですね．だからお子さんも小さかったんです．

八代衣：それなのにただ介護の人生では，何やつまらんと思いませんか．

司会：そうですよね．ここで離婚しても決しておかしくないでしょ．本当によくやりましたよ．投げ出さなかったことが不思議なくらいですね．大げさだけど，深い愛情を感じてしまいます．誰にでもできることではないですね．

八代衣：この人生，このまま終わっちゃいやだと思ったんです．

上村：理学療法とか作業療法の部屋では，当たり前に入院患者がみんな言ってました．部屋の前を付き添いの奥さんが通っていくと，「前の日から2日おきになったぞ，3日おきになったぞ」「服装が派手になったぞ，そのうち来んぞ」，本当にそうなっていくんです．

八代衣：大半は別れる現実をみてきました．

上村：昔からみえる医療機器会社の人が，うちにみえたときに，面と向かって「上村さんの頸損のレベルでよく奥さんいますねえ」って言われました．

八代衣：私は重すぎて逃げられなかった．もっと障害が軽かったら逃げてたかもしれません．ここで私が見捨てたら誰がみるのって思った．そうそう，慈悲心．ほんとだよ，何かひとつでもできたら私も必要ないと思うけれど，ひとつもできない体になってしまったのが問題なのよ．

畠山：初めて私のところに来たときも，奥さんがいろいろな技術を使いたいっておっしゃって．一人でしゃべって，上村さんは静かにしていました．

上村：最近出先で自己紹介やると，笑って言うのです．妻ですなんて言わない．

八代衣：ボランティアの家政婦です，って．

畠山：あのときも奥さんが「こうしてください」「ああしてください」っておっしゃった．

司会：そうしたら畠山さん，やらざるを得なかったわけですね．

八代衣：畠山さんさまさまなの．

畠山：ご本人は大丈夫かなって思った，納得されてるのかな？　って．

上村：確かに，畠山さんが「横浜リハ」を辞められて，星城大学にみえて来られたまでは良かったんですけど，そこから出られて，忙しそうだから，いろいろ思いがあっても，「こんなことお願いしたら……」とかって，自分の思い付きを一覧表に書いておくだけで，ずーっと我慢してたり，畠山さんに代わる人を，誰に言えばいいだろう？　とか．考える日がずーっと続きました．でも就労の取り組みとかしてるから，そっちに気がまぎれてて，ばたばたと17，8年過ぎちゃったんです．

ものから入ると失敗する
人と人とが顔を合わせないと「相談」はできない

八代衣：でも畠山さん素晴らしいんですよ，これまでにいろいろな方にいろいろな支援機器をお願いしてみたけれど，イメージがわかないというか，こちら側の生活が見えないのです．この人が思ったことを伝えても，頼んだ人自身が悩んでしまってものにならないことがありました．だから今日は畠山さんに会えてすごく嬉しかった．障がい者のためにうまくできる人は少なく，中途半端な人が多いのに畠山さんは違うのです．生活の様子をイメージして取り組んで貰えるから，間違いがなく使える物を作ってもらえる．そして途中の不具合を改善してもらえ，より使いやすくしてもらえる．

司会：反対にそうやって，上村さんたちみたいに，困ってるんだ，こ

うしてほしいって言っても，相手が畠山さんじゃない人だったら，それこそ3回で終わるかもしれない．アドバイスだけだとやっぱり中途半端になるでしょうね．

　畠山：どこか別のところを紹介して，自分のところでは結論を出さない．

　上村：自分のことで相談して，それが途中でポシャれば，まだいいんですけど，相談を受けた人からつないだのに，途中で終わっちゃっていて，2年くらいたって「まだですか？」って聞いたら「ああ～」って大急ぎで作ってくれたものは全く意味のない，ただの木の台だったりとかするのです．

　八代衣：小島さん，さっき後継者って言ったけど，「皆にいろんな会等に出掛けて行って，いろんな話を聞いてみる．そうしたら自分と同じようなことを考えている人がわかるし，そういう人とコンタクトをとって話をしたら，もっと良い知恵がもらえるかもしれない．そういう人を探していけばいいじゃない」って言っても，誰も動かない．欲が無いのか意欲が無いのかわからない．

　司会：私は「相談」ということはすごく大事だと思っていて，やっぱり，畠山さんも個別の相談を受けているんだと思います．それこそが人と人でしかできないことだと思うのです．こんなに機械が発達してるから，役所への申請だって何だって，メール上で，電子媒体でやってくださいっていうんだけど，やっぱり相談って言うのは，人と人が顔を合わせてやらないと，わかりあえないですよね．畠山さんの言う「裏側にある生活」っていうことも．

　畠山：ものから入ると失敗する．「これ使うといいですよ」って言っても，たまたま偶然合うことないわけじゃないんだけど，それって少なくて，どういう生活のしかたかとか，たとえばご家族がどうやって動いているかとかそこから入っていきます．「こういうものありますか」，「ありますけど」，「だったらそれ教えてください」，それじゃうまくいかないんですよ．

　司会：そうなんです．私の経験でも話を聞いていて，「このことが」って言うけど，本当の問題はこっちなんじゃないっていうことが起きることがある．やっぱりそこでじっくり話していくこととか，現場を見るということをしないとだめですね．

畠山：実はものじゃない．「こういうものありますか」っていうけどものじゃない．

上村：セミナーやったりしたときに畠山さんにいてもらって，当時3歳っていう子の親が躍起になって「パソコンどうしよう？ 入力装置どうしよう？」って畠山さんに相談したら，「もうちょっと年齢上がってくると全く違うこと求めるかもしれないから急がずに，でも考えて」って言っていただいたのですが，結構相談の中にも，「仕事がしたい」「在宅で仕事がしたい」って言うのに，パソコンはあっても環境が整っていない人が平気で言ってくるケースもあったりします．

司会：それも相談してくるから，そこからいろいろなことがわかることもありますよね．

障がい者側にも姿勢が必要
「お上の世話になりたくない」でいいのか？

司会：情報が平等にすべての障がい者にいきわたるにはどういう仕組みがあればいいでしょうか．

八代衣：もし，福祉の情報を，各市町村に全員にまわしたとして，それを果たして障がい者が読んで，こういうサービスを受けられるってことを学び取れる人がどれだけいるでしょうか．

司会：そうです，障がい者側にも姿勢が必要ですよね．

八代衣：私たちの時代は，全部，自己申請，自己申告だったのね．勉強しないと何も制度を活用することができないのだということを学びましたね．社会保障に関しては，私は，小学校や，中学校とかで授業を持つべきだと思う．国民年金って何で20歳から払うのかとか，今20歳の学生にいうと「そんなの年金なんかどうせもらえないよー」って言われますが．今日オートバイで転び障がい者になっても，それだと，障害年金出ないのですよ，無年金者になるのです．そういう社会保障の仕組みを教育の中で教えてもらってないので，関心がない．それは教えないといけないと思う．

上村：県の窓口に行けば，福祉のしおりがあるし，うちのホームページ（www.vm-studio.jp/introduction/index.html）上に紙媒体をWeb化しているから，とりあえずそれを見てって言うのです．

小島：日本人って国民として，あるいは市民として，「権利」があるってことを主張しないので，国民だから当たり前に申請していいってことを身につけさせないといけない．

八代衣：根っこの部分に，「おかみの世話になりたくない」って，それをいう人がいる．行政の世話になるのはマイナスだと思っている．貧乏でも生きていこう，自分たちの力でやっていこうって精神があるのです．

司会：不思議な国民です．

上村：田舎なんか特に，年をとってきた舅姑の介護にヘルパーさん入れたら，すぐに近所が「あそこの嫁は」ってなりますよね．自分でみずに，他所の者にみさせてってなる．

優しさが消えていく前の子供のうちに教育しないと人は変わらない
人間が老いていく過程を体験を踏まえて教育しよう

八代衣：私，主人が障がい者になったとき，最初に，「こういう制度をやってほしい」って言いに行ったら，「奥さん，仕事辞めて介抱しなさい．あんたが仕事辞めてみればいいでしょ」って言われました．私が仕事辞めたら，誰がわが家の生活みてくれるの，何考えてるの？　と思ってしまいました．そういう考え方だから世の中おかしいよね．

司会：国民はもっと権利を主張していいんですけども．そういうことを教えるところがないので，知らないで成人しちゃう．突然，20歳になって，国民年金を払えといわれても意識の中にない．

上村：健常の子たちにも必要ですね．北欧視察に連れて行ってもらう前に，事前に読めって薦められた，小さい子の，スウェーデンの中学生向けの，税金はこれだけ払わないといかんぞ，あなたのために将来こういうふうに返ってくるからっていろんなことを紹介した本があって，これすごいと思った．

八代衣：ごみを捨てるなってことも幼児期から教えるんだって．大人になってからでは絶対無理だって，教育されてない大人は絶対捨てる．子どもから教育して「ママ，ごみ捨てたらダメなんだよ」って言わせる社会の仕組みはむしろほほえましいですよね．小さいうちに教育しな

きゃ人は変わらない．

司会：小中学校の教育って大事なんですよね．そこで，私は認知症のことも教えないといけないって思う．町の中にこういう人がいたら，こういうふうに言おうって．

八代衣：いろんな知識を詰め込むことも大事かもしれないけれど，生きるためのいろんな方法だったり，人間が老いていく過程も体験や経験を踏まえて教えていかないと，人の心は育たないかも．すべて自分の通る道だもんね．

司会：日本人はどこ向いても日本人だけど，多様性みたいのも言わないと，いろんな人がいて，国が成り立っているっていうか，世間ができてるっていうか，そういうのが日本ってないんだろうな．

八代衣：今は核家族ですから，年寄りと一緒に生活しないと，年取ったらああなっていくっていう姿が見えない．老人となった両親でさえ不潔なもの，手に負えないものに見えちゃう．優しさが消えていくそういうことにならないためにも，これは当たり前のことなんだって，皆が幸せになっていかないと．

支援される側が支援する側になって　いつの間にやら35年，まだまだチャレンジはつづく

上村：30年前にパソコンで何かとか描いた絵が専門雑誌（当時の「作業療法ジャーナル」）の表紙になって，収入を得ることができて，もっと働きたいって思ってすごく頑張った！それからあっという間に年月が流れて，気がついたらそれを飛び越えて，支援する側に自分があるなんて，なんか自分のやることじゃないよな，って思うことが時々あります．

八代衣：人生って不思議だよね．友だちみたいに一緒にわいわいしてた人たちがみんな偉い人になっちゃって，雲の上の人ですよ．

畠山：自分はほとんど変わってないです．

八代衣：チャレンジ精神旺盛ですよね．

畠山：それはチャレンジしてますね．

八代衣：海外へも飛び回っていますしね．このあいだアメリカにいったんですか？

畠山：シアトルに行きました．66歳で最年長でした．できるうちはま

だまだやりたいです．

司会：上村さんもしっかりと後輩に引き継ぐまでは，引退はできないですね．「リハ工」の偉い人たちもいつまでも「生活」に根ざした支援をして欲しいな．

八代衣：だから体だけは管理していかないといけないと思っています．

司会：まだまだ，奥さんも入れて四人とも，これから目指すもの，成し遂げたいもの，欲張りな目標がまだありそうですね．まったく変わっていない私たちです．いつも現状に満足しなくて，もう少し，もうちょっとといつまでも目標を下ろそうとしないでいる．そしていつも忙しく，自分のことより他人のこと考えていたりする．奥さんが言われるように，体を大事にして慎重にならなくてはならない年齢になっているのに，気持ちだけは落ち着かない．でも，本当に体を大事にして志を持ち続けなければなりません．今日はお会いできて本当によかった．私たちの変わらないこれからに乾杯です．

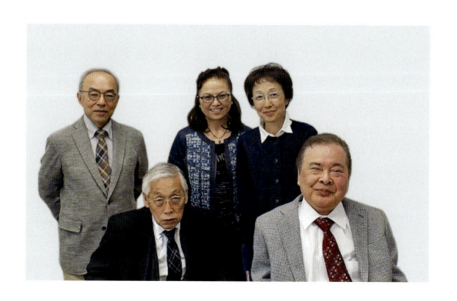

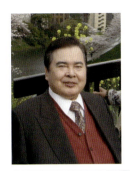

上村　数洋（うえむらかずひろ）

　1947年生まれ．NPO法人バーチャルメディア工房ぎふ理事長，岐阜県福祉メディアステーション企画・運営アドバイザー，ALD岐阜（障がい者地域生活センター）福祉工房Kid's Dream代表，頸髄損傷者連絡会・岐阜相談役など．【学会活動】日本リハビリテーション工学協会理事，日本リハビリテーション連携科学学会理事を歴任．【活動歴】第4回日米障害者会議日本代表，第13回リハ工学カンファレンス実行委員長．【著書】「明日を創る—頸髄損傷者の生活の記録」（三輪書店），「ブレーブワーカーズ—勇気ある仕事人たち」（岩波ブックセンター）など．

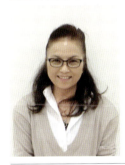

上村　八代衣（うえむらやよい）　ALD岐阜　福祉工房Kid'sDream 相談支援専門員

　小学校教諭免許・養護学校教諭免許・幼保免許，相談支援専門員・各サービス管理者専門・ヘルパー2級

　主な職歴　小学校教員，障害幼児通園施設開設，保育園主任，障害児通園施設勤務，市町村発達相談支援，ソフトピア・アクティブGにて相談支援中　17年目

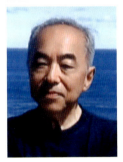

畠山　卓朗（はたけやまたくろう）　早稲田大学人間科学学術院教授

　1949岐阜県生まれ．1972年中部工業大学工学部電子工学部卒，博士名古屋大学．1972年名古屋機工㈱ロボット開発部．1974年神奈川県総合リハビリテーションセンター研究室．1981年労災義肢センター研究部．1987年横浜市総合リハビリテーションセンター企画研究室，2001年横浜市泥亀福祉機器支援センター長，2001年名古屋大学工学博士，2002年星城大学リハビリテーション学部教授）

◇ゲスト出席者プロフィール

小島　操（こじまみさお）

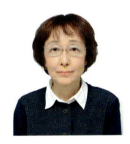

　社会福祉士　精神保健福祉士　主任介護支援専門員

　1984年飯田橋に開設された東京都社会福祉総合センター（のち，東京都福祉機器総合センター）に福祉機器の利用を中心とする相談員として15年勤務し，福祉用具の普及啓発に尽力した．

　介護保険制度施行の2000年に介護支援専門員となり，その後在宅支援診療所と訪問看護ステーションを併設した居宅介護支援事業所の管理者を2013年まで務める．

　2006年から三ヵ年間東京都老人総合研究所で介護予防事業（地域支援事業を中心とする）の非常勤研究員．2010年より特定非営利活動法人東京都介護支援専門員研究協議会の副理事長を務める．

　現在は東京都区内の独立型居宅介護支援事業所で2014年より主任介護支援専門員として従事している．

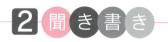

今，伝えたいこと，思っていること

上村　数洋
バーチャルメディア工房ぎふ理事長

小島　　操
インタビュアー

天疱瘡，満身創痍だった日々からの急転

　小島：座談会で少しお話が出ていましたが，詳しくお聞きできなかったことをあらためて聞かせていただきたいと思います．最初に2007年に60歳になって突然天疱瘡になるのですが，そのときの様子についてもう少し詳しく教えてください．

　上村：突然の発疹が背中に出たんです．何軒かの医者を回ってやっと天疱瘡だとわかったんですよ．近所の医者では，あちこち行っても不明確でちっとも治らない．挙句の果てに大学病院で診てもらって，即入院という始末でした．症状が悪化していて，落ち着くまで4か月間入院しました．

　天疱瘡の原因はたぶんそのころの自分の生活の不規則さだったと思います．疲労やストレスがたまると頸損でない方でも体の抵抗力や免疫力が低下して同じようなことになるようです（そのころ，厚生省に届けが出ている人は3,000人ほどで特定疾患に指定されていました）．

　私はそのころ，いい意味で調子に乗っていました．各地に出歩くのも日帰りで平気でしたし，車いすに何時間座っていても疲れ知らずの日々でした．仕事を立ち上げたころでもあり，日々ストレスもたまっていて，それを紛らわせたくて毎日仕事が終わった後映画館のレイトショーに通っていたりしたんです．ほかに車いすで行ける簡単な娯楽ってないでしょ．映画は手っ取り早い娯楽・趣味でしたね．シネマ会員証もとって連日見ました．当時，流行っていたのは「猿の惑星」「地球最後の日」「アイアムサム」なんかが懐かしいですね．

　ですから，自分が天疱瘡になるなんて全く考えていなかったし，予想もしなかった．こんな無理をしていたらどこかでつけが来る，ということにさえ気がつかなかったということです．40歳を過ぎたら，体調管理・生活管理には人一倍気をつけなくてはいけなかったんだとあらためて思いました．これは本当に，障がいを持つ若い人たちに伝えたいことです．体の衰えが，障がいのない

方たちより少し早く来ると思っていて間違いないように思います．

　天疱瘡は，自己免疫疾患を抑えるために全身療法が必要となります．全身療法の中心はステロイド剤の大量内服治療です．その薬の服用の際には「同意書」を書かされました．

　薬の副作用を了解するということです．まず，気分がウツ的になるかハイな状態になるかということも言われました．また副作用として夜間眠れずに目覚めてしまうことも多かったです．すごく食欲が出て食べ過ぎてしまうこともある，ということも言われましたし，傷を作ってはダメ，治りが遅いということも言われました．それと，ムーンフェイス，これはすぐに表れました．

　ムーンフェイスはいやでしたね．本当に自分でも人前に出るのが嫌になったくらいです．食欲が旺盛になることもありました．受傷後大幅に食事の量が減っていたのに納豆を三箱，それをおかずにご飯を三杯くらい平気で食べてしまうこともあったんですよ．

　そして，症状の改善がみられたら，徐々に減薬していくのですが，実は今も服薬中なんです．抗体価をみながら減薬していくのですが，残念ながらうまくいかずに再発も起こして，また薬を増量したりしました．ステロイド剤を長期大量投与すると，胃潰瘍や糖尿病，骨粗鬆症などの副作用が現れることがあるためとても心配しています．現在は後でお話しますが褥瘡もあるので，月一回の血液検査や，カルシウム注射をしながら日々を暮らしているわけです．本当に医療とのつながりが切れない日々となっています．

頸損をよく知っているかかりつけ医を探しておくことが大事

　小島：60歳以降はいくつもの試練が続くのですが，天疱瘡の5年後くらいに腎臓結石を取りましたね．そして現在，排尿管理をバルーンカテーテルにしていらっしゃるわけですが，上村さんは以前の本の中でも排尿管理については詳しく書かれています．今回のことで，伝えておきたいことはどんなことがあるでしょうか．

　上村：以前の本にも詳しく書いていますが，私は自分の局部につけた氷嚢式集尿器（妻が手作りして管理も行ってきた）で25年間問題なく過ごしてきたのです．本当にそれは今思えば血尿もなく，逆流もなく奇跡的なことだったかもしれないです．でも，やはり問題が起きたのです．

　尿の漏れや，逆流が起きて，熱が出ました．調べてみると腎臓に石があったのです．ステロイドを飲み続けていることもありますから，すべてをそのせい

にすることもできません．たとえば，膀胱炎による血尿などのときには，まずは水分を摂ることをしっかりと行います．それで何とかなるときもあるのですが，熱が出てしまうと病院に行くしかない．おまけにCTを撮ったら石も見つかり，ほっておいてもよかったのかもしれませんが，天疱瘡以来の不安もあり，衝撃波をかけて破砕しました．それでも取り切れない石もあって，これは病院に3日前から入院して準備をし背中から内視鏡で取ったのです．

　その後，バルーン留置となりました．今までの集尿器では漏れや逆流が起こってしまうからです．カテーテル交換は3か月に一度，中部ろうさい病院の小谷先生のところに行きます．近くにある泌尿器科でも交換は可能かもしれないのですが，私はずっと私のことを知っていてくださる小谷先生のところに行くことで安心して交換してもらえるのです．やはりどこでもいいわけではないと思っています．ほかの体のことも相談したいわけですし，信頼できる方でないと落ち着きません．だから，小谷先生にはずっと病院にいてほしいですね．

　近隣の泌尿器科に行ったこともあるのですが，車いすで入れないところ，車いすを玄関先で院内のものに乗り換えなくてはならないところもありました．今後高齢者の患者さんも増えていくのではないかと思いますが，まだまだ，対応がいまいちだな……と思います．そういう意味でも，かかりつけの医師を決めておくことは重要で，それが遠くでも仕方ない，と今は思っています．

　水分摂取については今も昔も変わりなく，1日2,000 ccは水分を摂りますね．飲まなくても十分平気ですが，体のために飲むことを忘れないという気持ちを持ち続けないと，また，どんなトラブルになるとも限りません．私たちはトラブルになって自分でさっさと医者に行ける体でもなく，どこの医者でもいいわけでもありません．トラブルになったことで，いくつかの仕事をストップしたり，予定を変更してもらうことになります．仕事上のことは一般的に同じかもしれませんが，体調管理を人一倍怠ってはならない特別な体であることを自覚している必要があると思っています．

褥瘡，私の場合は形成外科を勧めます！

　小島：座談会でもエアークッションが話題となりました．現在の褥瘡とは2012年からずっと付き合っているということですが，これからも長い付き合いとなりそうでしょうか．2003年にも褥瘡ができてそのときは完治したとお聞きしています．頸損の方と褥瘡という話題もなんだか永遠の課題ですが，同じ障害を持つ方たちへの伝えたいことはありますか．

上村：最初に褥瘡ができたのは2003年，これはきれいに治ったんです．そのことは自分にとって自信でした．そのときは，中部労災病院の形成外科に行ってすぐに手術をしたんです．でも完治しないうちに仕事の都合もあって，病院を退院してしまったのですが，それでも傷口が塞がって治っていきました．自分の体に治癒する力があったんですね．

　ところが，今回の褥瘡は2012年3月，坐骨部の小さな傷があっという間に広がって大きくなってしまったのです．お世話になっていた中部ろうさい病院（中部労災病院から改称）に行けばよかったのですが，そのとき運悪く家族の都合もあって近くの皮膚科に行きました．それが，突然皮膚移植の手術をしたんです．そして1週間．手術は失敗，傷はふさがらず，術後の処置もいい状態ではなく……そうこうしているうちに入院期間の21日が過ぎてこのまま退院なのだろうかと不安になるばかり．ということで，ここにいても仕方ないと思って，大学病院皮膚科に再受診．しかし今回はそこでもよくならずに結局はろうさい病院の形成外科に向かったのです．

　だからと言って，以前のように完治はしませんでした．やはり，2007年の天疱瘡以後飲み続けているステロイド剤の影響もあるのか傷はよくならず，今は褥瘡予防のクッションを工夫したり，座っている時間を調整したり，うまく付き合っていきたいと思っているところです．要するに，これはもう付き合っていくしかない，と覚悟を決めたということかな．

　この褥瘡が，ただれたり，カビのようなものが出たり，擦れて皮むけしたりして，調子悪いぞと思ったら，やはり背中に湿疹が出たんです．天疱瘡の再発でした．またしても入院．ステロイド剤を増やすことになりました．褥瘡を手当てしながらの入院だったので，本当にそのことを病院側に説明していくことだけでも大変でした．本当のことを言うと，褥瘡を処置してくれる看護師のやり方がちょっと不満に思ったこともあって，いつも自宅でやっている妻がいろいろ気を遣いながら看護師にアドバイスしたんです．そういうのも本当に精神的に疲れることでした．

　それで，最終的には褥瘡専門の看護師から今回のエアークッションの情報をもらって使ってみることになったんです．もう，一か八かですね．このクッションがいいか悪いかより使ってみようということになりました．でも，そういう福祉用具がないと仕事もできなくなってしまうんです．車いすに座る時間が制限されるのは，行動範囲を狭めることにもなって，仕事の範囲や時間も制限されることになるんです．ここでも最新の福祉用具に助けられることになり

ました．幸いこのクッションは使い心地がよくて助かっています．

　私としては，いつでも全身状態をわかってくれているかかりつけ医を早めに見つけておいて，何かあったらまずそこに駆けつけるということが大事だなぁとつくづく思っているんです．この褥瘡の始まりも，最初と同じ労災病院に行けたらよかったのですが，そのときどきの家族の都合ってあるじゃないですか．仕方ないことでもあるけれど，少なくとも自分にとっては褥瘡に関しては「皮膚科」ではなく「形成外科」に行かないとダメかな，と結果的に思っています．もちろんいろんなお医者さんがいますから，一概には言えませんけどね．

病院は「頸損」を知らないから，本当に大変です……
　小島：お話聞いていると入退院が多いですね．どこの病院でも「頸損」の方たちをしっかりとみてくださっていますか．「頸損」という障がいを持つ方への対応はどうでしたか．

　上村：私が受傷して入院したときは頸損の専門病棟でした．今入院すると一般病棟です．そして相部屋です．相部屋が悪いわけではないですが，頸損以外の人がいるわけで，エアコンの調整にしても，個人の勝手にはならないのです．でもご存知の通り頸損は体温調節できないから，温度調整が合わせられないのは苦痛です．大げさに言うと生死にかかわります．

　それと，相部屋ってみんなトイレに行ける人が多いんですよ．だから，私たちなんかベッド上で排便処理するわけで，その時の匂いなんかもすごく気にします．恥ずかしい気持ちと申し訳けない気持ちになってしまうんです．

　だからと言って個室は高いです．その料金を払い続けるのも，経済的には厳しい場合もあるでしょう．重度の障害を持つ誰にでもできることではないし，それよりも病院側の配慮がほしいところです．

妻の入院の時は全く寝られませんでした
　上村：実は妻が入院したことがあるんです．私は受傷から今まで，体のことはすべて妻に任せきりで，妻も完ぺきにやってくれているのでこれ以上の要望は全くないです．妻がいたから今まで順調にやってこれたことは本当にありがたいことでした．だからこそ，妻が入院となったときには，心底，本当に困ったんです．それも突然でした．きっと私のことも家族のことも仕事のことも，すべてに無理していたと思うんですが，ちょっと医者に行ったらすぐに入院しなさい，となってしまったんです．

心身ともに無理していて限界だったと思います．妻を入院させてやりたいのですが，その間私はどうすればいいのか不安でした．妻も私を置いていくのは本当に心配だったようです．入院の前にまず私を看てくれる人を探しました．ヘルパーさんが来ることになり，やっと安心して入院したんですが，やはり，二人ともが心配で心配で夜も寝れずにいました．妻の病院に一緒に入院させてくれないかと思ったくらいです．長い一週間でした．

名古屋大学付属病院の敷地内に「ドナルド・マクドナルドハウス名古屋」という，「お子さんの治療に付き添うご家族のための滞在施設」があります．あれの重度障がい者版があってもいいんじゃないかと思ったわけです．私の場合には，妻が入院したときにはそこに入って，自分も日々の介護を受けながら妻の日々の様子を身近で見守り？ながら退院を待つってことですけどね．

介護者が病気になるってこともあるわけですよ．そういうときにも安心して家にいられるような体制を作るか，こういう施設を考えるかしないといけないなあ……と思っているところです．

家族だけに頼りたくないが，家族介護の専門性も伝えていきたい

小島：お二人がこれから年を重ねるにつれて，奥さんも介護者として体が辛くなっていくかもしれないですよね．これからのケアの体制をどのように考えているかお聞かせいただけますか．

上村：今の若い頸損の方たちは，ヘルパーさんなどのサービスを上手に使っていると思います．ヘルパーさんという人たちは，特別に頸損という障がいのための教育を受けているわけではないので，どんな人が来ても「やっぱりもうちょっとだなあ……」「どうしようもないなあ……」と思わないことはありません．これは私だけでなく，どんな障がいの人も，重度な方たちもだれもが思っているはずです．

でも，若い障がい者たちが上手に利用できているのは，ある意味，上手に教育しているといってもいいのかもしれないと思います．その教育も含めてのヘルパー事業を行ってしまっている障がい者もいますからね．

そういうことを早めにやってこなかったのは，今思うと私の「失敗」でした．私の場合，ほとんどすべては妻の介護に頼り切っており，妻ももう30年近く同じことをやってきているので技術的にもレベルの高いものを持っているし，勉強して私に最高の介護を行ってくれているわけです．ですから私にとってはこれ以上のものはないのです．ほかの人にやってもらうのは私にとっ

ては不安しかなく，外での失敗などはトラウマになってしまいそうで頼めないのです．それでも，最近は妻の体も私と同じように高齢化してきているので，モーニングケアや入浴などはヘルパーサービスを利用しています．

　もちろん最初からうまくいったわけではないです．妻がいろんな細かいことを教え込みました．それを本当に学んでくださった方は仕事を続けてくれています．私は毎日介護している家族が持っている家族でなければわからない知識や技術をサービス担当者にもっと教えていく機会があるといいのに，と思います．

　起業していく障がい者たちも多く，介護の業界に進出していくことで，自分の介護も確保していこうという方たちも現れました．そういうところで，頸損の人の介護の方法として，今まで積み重ねてきた妻のような人材の技術をうまく伝達していくことができる機会を作れないかと考えています．

　確かに，ずっと妻がいてくれたらいいのですが，妻の体がダウンしないうちに，自分のケアの担い手については今後の体制を見直していくときだと思っています．結構むずかしいことですけどね．でも，妻との暮らしを続けていくためにも考えないといけないことです．

頸損プラス褥瘡プラス天疱瘡プラスがん，ということ

　小島：最後に，最近大腸がんの手術をされたことをお聞きしていいでしょうか．今，畠山さんも悪性リンパ腫の治療で入院されています．私たちは畠山さんの一日も早い回復を祈っていますが，今やがんは珍しい病気ではなくなりました．人口の二人に一人はがん患者と言われるほどになっています．上村さんの大腸がんも早期に見つかり，開腹手術をされたと聞きました．頸損の方にとってのがん闘病をお話しいただけますか．

　上村：まだ，がんのことはあちこちにお話してないことで，あまり伝えていないですが，今回の手術でまたあらためて自分は頸損だったんだ，と思い知らされたところもあるので，お話します．

　天疱瘡の再発で入院して退院時の検査で大腸がんがわかったんです．今のうちに手術をして切ったほうがいいということになり，お決まりのように，CTやMRやPETなどの検査を行いました．これが大変でした．でも早期に見つけることができたことはよかったと思わなくてはなりません．

　結局，内視鏡検査で大腸のポリープを取り，開腹手術で大腸の患部を切りとりました．そもそも頸損ですから痛みはなく，術後も痛みや苦痛は感じません

でした．それでもいろいろ検査をした結果，不安は最後までありましたが全身麻酔で行ったんです．とりあえずは切り取ったことで，しばらく様子見ではありますが，何が起きるかわからないなあ……と思っています．天疱瘡以来，まだ褥瘡とも付き合っているし，今回の手術でもし褥瘡が悪化したり，天疱瘡が再発したりすることがあれば，がん以上に大変なことなんです．要するに，いくつかのものが複合している，いくつかの要素をいつも体の中に感じて，上手に付き合いながら日々を過ごすという感じなのです．

　CTの検査では造影剤を入れることになり手の甲に点滴の針を刺したんですが，その手を上にあげていたので全く点滴が入らずに手はパンパンにはれ上がりました．全くどうしようもない話です．それでCTは造影剤なしで撮影．PETのときはそのことがあってか点滴はうまく入ったのですが，大腸の内視鏡検査も散々でしたね．

　内視鏡検査ではまず，腸を空にするわけですが，頸損のこと全く理解していないから，「手術の前に下剤をかけて腸を空にします．下剤でもよおしてきたらトイレに行ってください」と簡単に言うんですよ．「行けるわけねーだろ!!」って思いましたね．もし万が一行けても，トイレで座っていられないでしょ!!!それなら診察台に寝て便をとるかと思うけど，そもそも褥瘡もあるし，軟便が出て，褥瘡にまで広がって排便処置が手際よくできないと褥瘡に菌が入ってしまうかもしれない，そうなったらどうしよう……そういう心配ばかりしていました．

　それで，内視鏡検査も二泊三日前に入院し，その二泊三日で腸を空にして行いました．そのときは妻がすべての介護を行って排便処理をしました．絶食する期間もあったのでガタガタ痩せていくのがわかりました．急に足が細くなっていき体力が落ちました．数日の絶食でこんなに影響が出るなんて，20年前には思ってもみなかった状況だなぁと思いました．

　大腸がんについては切除した手術で一応落ち着きましたが，その後の定期健診は守っています．実は健康診断ってことをやったことがなくて，今回もがんが見つかったこと自体ラッキーだったのかもしれません．健康診断ということの大切さを感じました．頸損であっても，健康診断は定期的に行って，その街の医者に頸損を理解してもらうための機会を作っていく必要もあると思いました．

　頸損は痛みを感じることができません．それがいいような悪いような，感じないといけないことも感じないので，トラブルが知らないうちに起きてしまう

のです．今回の手術でも，術後 18 日目に退院してしまいました．

　私にとっては自宅にいたほうが清潔も保てるし，褥瘡についても安心できます．病院の処置をあまり信用していないようで申し訳けないのですが，確かに今の看護師さんたちは処置の際のはめたグローブで当たり前のようにベッド周りのいろんなところを触り，その手で褥瘡を触る，ということもあり，いかがなものかと思ったわけです．グローブは患者の傷の清潔を保つためのものだと思うのですが，自分たちを守るためのものだったのでしょうか．よくわからないですね．

　小島：がんという一つの病気だけでなく，障がいを持っていることが検査一つにもいくつもの配慮を必要とすることを，病院が熟知してくれるかは本当にわからないということですね．座談会では伝えきれていなかった大切なことをいくつかお話しいただき本当にありがとうござました．一つ一つが詳しくわかりました．ほとんどが，頸損という障がいを持った上村さんの体の 60 歳以降の変化と，それに伴う医療との関係や連携の取り方をお教えいただいたように思います．ここにお話しいただいたことはすべて，同じ頸損という障がいを持つ方たちの今後のために伝えたい重要なことでもあると思っています．

　上村：障がい者と言われるわれわれも，長生きするようになったわけです．私も頸損の先輩たちには今までもいろいろ教えてもらうことがたくさんありました．同じ障がいということで，とても参考になることが多かったです．今度は自分が 70 歳を目前として，後輩たちに伝えておかなくては，と思ってお話しました．一つでも参考にしていただけたら幸いです．

　私が受傷した当時はまだ，個人情報についてうるさくなかったので，病院で同じような状態の方を教えていただき，その方のご自宅まで伺って教えていただいたり，ということがよくあったんです．

　いまはもう，そんな患者の個人情報を明らかにするなんてもってのほかですからこのような紙面での機会は本当に重要です．お話しできてよかったです．

3 寄稿
リハ工学の視点から

人と人とのつながりの中で，人は生きる意味を探している

早稲田大学人間科学学術院 教授・**畠 山 卓 朗**

上村さん，暗いなぁ……

　最初に上村さんと出会ったのは，労災リハビリテーション工学センターの私の研究室でした．

　初めて会ったとき，「上村さん暗いなぁ」と思いました．暗いというのはわかるんです，私が普通に「こんにちは」と言っても，うなずかない人もいるし，頭を下げる人はいても声を出す人はほとんどいません．声を出せないわけではないので，「挨拶したのに返事をくれないのは失礼」という気持ちは起きないわけではありません．でも，上村さんをはじめ，その人たちの背景を考えると，その人たちは自分と戦っているのです．他人どころではなくて，自分の世界に閉じこもっている．

　それにくらべて，奥さんの八代衣さんは，とても積極的であり，情報集めに貪欲でした．

　八代衣さんは研究室にある支援機器を指さして「これは何ができるのですか？」「どんなふうに役立つの？」「価格はいくら？」と矢継ぎ早に質問を私にあびせかけました．その一つひとつに回答しながら，私は徐々に上村さん自身の口から出る言葉を待ちました．まずは本人の言葉を聞かなければ駄目です．言葉が少なくてもいい．

　「どんな生活場面でもいいですから，こんなことができたらいいなということはありますか？」という私の問いかけに「妻がちょっと外出して留守のときにインターホンに出られるといい」「遠く離れている家族に電話できたら」など，いくつかのさまざまな要望事項が断片的に挙げられ，それをしっかりとメモさせてもらいました．

　八代衣さんの口から何度も出た言葉は「私は自分が楽になりたい

の！」でした．一見すると身勝手な言葉のように聞こえますが，これは，障がい当事者を奮起させる励ましの言葉であることを感じました．障がい者の方は，家族やお世話してくれる人に「申し訳ない」と思っています．自分が楽になるだけではなくて，お世話してくれる人の負担も減ってほしいと思っています．

　上村さんに出会う前，私は名古屋で若い頸損患者さんと奥さんに出会いました．医療業者から頼まれて，環境制御装置（ECS）のスイッチを見せに行ったのです．障がい当事者が「いいな～」と言うと，奥さんが「そのくらい私がやります」と言いました．あとから業者に聞くと「あの夫婦は別れてしまった」と．障がい者の方はもうやる気がなくなってしまったそうです．

　そういう意味で八代衣さんの「私が楽になりたい」という言葉はすごいのです．支援は障がい当事者だけでなく，その人を介護する介護者との関係性にも目を向ける必要性があることをこのご夫婦から感じとりました．

生活の流れの中で「何をしたいか？」を支援していく

　朝起きてから寝るまでの生活を思い浮かべてもらいながら，不便に感じていること，うれしいと感じることを言葉に出して話し合います．それから月曜日から日曜日までの1週間についても同じように話し合います．

　上村さんが最初に関心をもったのが，電話機です．私は当時の電電公社と「ふれあいS」という電話機を開発していました．その試作機を研究室で試してもらい，その後，製品化された電話機をご自宅に取り付けました．これで，上村さんが好きなときに誰とでも電話をかけたり受けたりすることができるようになりました．また，ベッド上の生活を改善するために，当時，アイホン株式会社と開発中であった環境制御装置（ECS）の1号機をご自宅に設置しました．テレビを見るためにはご自身で電動ベッドの座位角度を変える，部屋が暗くなったら部屋の照明を点ける，玄関に来客があったらインターホンで会話し，必要であれば遠隔で電気錠を開けて来客を招き入れる．

　これらは一気に設置したのではなく，時間をかけながら必要性を十分

に検討しながら設置しました．まるで生活を一つひとつ組み立てていくように時間をかけながら作業しました．副次的な効果も生まれました．上村さんが一人で留守番ができるようになり，それまでは不可能であった，娘さんの授業参観に八代衣さんが出られるようになったことです．支援機器は単に当事者だけでなく，家族をも含めて変化を与えうることをこのときに学びました．

誰かの役に立ちたい！……でも「人の役に立つ技術」って？

　私が大学工学部の学生だったとき，教授が「これからは人の役に立つ技術が求められる」と何度も口にしました．ただ，そのときの私には「人の役に立つ技術」が何なのかわからなかった．当時はモータリゼーションの発展で交通事故が多発し，また工場からの排出物による公害がピークに達していました．多くの患者さんが苦しんでいるという報道がされるたびに，科学技術の発展に疑問さえ感じたことがあります．「人の役に立つ技術」の正体がまったく見えない状態でした．

　そして，大学4年生になったとき，非常に印象深い経験をします．北海道の牧場でアルバイトをしたという友人の体験談に惹かれて，北海道の漁村，えりも岬に援農アルバイトとして住むことになりました．私は泳げなかったのですが，「大丈夫，船から落ちたら皆死んじゃうから関係ない」と言われ，妙に納得したことを覚えています．漁村での泊まり込みのアルバイトが始まりました．朝4時起床，家族総出で腰まで海に浸かりながら昆布船を海に送り出します．数時間後，日高昆布を満載にした漁船からリヤカーに昆布を移し，浜を駆け上がります．昔は，道産子という馬がやっていた仕事を，大学生アルバイトがやっていました．船が出ている間は，砂浜の上に石をちりばめ，そしてその上に漁網をひいて，1枚1枚の昆布を丁寧に天日で干し，数時間後に裏返し，夕方乾いた昆布を一定の長さに切って昆布小屋に収めます．朝4時から夕方5時までの重労働です．毎年，多くの学生がそのつらさに音を上げて逃げ出すのですが，私には帰るための汽車代がありませんでした．

　北海道での暮らしに少しずつ慣れる中で，そこで暮らす人々の生活や楽しみなどを徐々に学んでいきました．疲れたら地べたに座ることも覚えました．そうすると背広を着た人たちが歩いてくるのですが，私は地

べたに座っていますので，見下ろされますよね．そんなことを経験しました．

そして，運命的な出会いをします．その出会いこそ，その後のエンジニアとしての私，そして現在の私につながっています．

雪が降りしきる季節，アルバイト中に知り合った開拓農家に一晩泊まったときのことです．

裸電球がある板の間には中央に達磨ストーブがあり，私はストーブの近くに座っていました．お家の方が勧めてくれた蜜柑を口にしながらふと気づくと，達磨ストーブの向こう側に30歳代と思われる男性が毛布をかけられ横たわっていました．脳性まひの人でした．「こんにちは」と話しかけても，「うあああ」といううなり声しか返ってこなかった．そして，私が蜜柑を食べているのをじっと見つめていました．目が合ったのです．「食べますか？」と聞いても返事がない．でもじーっと見つめてくる．その人の口に蜜柑をそっと当てたら，うれしそうな顔をしてくれた．それだけです．けれど，その横たわっている人と話ができなかったことが，とても悲しかった．

後にわかったのですが，それは「座敷牢」なんだと．牢といっても物理的な牢屋があるわけではありません．重い障がいがある人が，家から外へ出ることがむずかしい社会環境のことを意味します．大学時代に，一人で旅し，さまざまな経験をし，さらにそこで出会った人々から学ぶという経験を通して私は少しずつ自分の価値観を確立していきました．

大学卒業後は工業用ロボットを開発している会社に就職しましたが，北海道での経験のことはずっと頭に残っていました．

人工の手を開発したい

ある朝，朝日新聞の日曜版に1枚の写真が大きく掲載されていました．そこには3人の男性が，当時開発されたばかりの電動義手を手にしながらアイデアを出し合っている様子が写っていました．事故や病気で前腕を失くした人が，断端部に現れる電気信号をアンプで増幅し，指先を動かすというものでした．「こんな世界があるのか」と強い衝撃を受

けました．人工の手の研究開発をしたいという強い思いで，会社の休暇を利用して，当時，創設されたばかりの東京都補装具研究所，兵庫県立総合リハビリテーションセンターに問い合わせましたが，ポストはないと断られてしまいます．名古屋市内にある労災義肢センター（後に，労災リハビリテーション工学センターに改称）を訪問し，土屋和夫所長と面談し「10年後にまた来なさい」と言われ，がっかりしたこともあります．しかし，ちょうど神奈川県厚木市に神奈川県総合リハビリテーションセンターが誕生し，その足で厚木市にとんでいきました．面談を担当してくださった研究員江原義弘氏が，やる気があるなら研究部にポストを作ってもらうよと約束をしてくれたのです．

とにかくこの仕事をしたい一心でしたが，電動義手のテーマは全体の一部にすぎず，それ以外のさまざまな課題があることがわかってきました．まず最初に私に任せられた仕事は，利用者さん一人ひとりに合わせた車いすを設計することでした．

1枚の文字盤との出会い

神奈川県総合リハビリテーションセンターに勤めてしばらくして，「障がいのある人たちとカナダの氷河の上に立とう」という企画に誘われました．

参加希望の障がい当事者の体力づくりと介護者の介護能力を高めるために，新宿の街を散策することになり，新宿京王プラザホテルのロビーで集合しました．そのロビーで，脳性まひの利用者さんが文字盤を使って「おしっこを取って」と私に話しかけてきました．私はそれまで，障がいのある人を介護した経験はほとんどありませんでした．私は躊躇っていましたが，「大丈夫だから」と押し切られて，ホテルの奥でしびんをあてて取らせてもらいました．とにかく経験させてもらいました．どんどんやりました．このことも私にとって強烈な体験になりました．

そこで出会ったのが1枚の文字盤です．厚紙に50音表が書かれ，それをプラスチックの保護ケースに入れただけのものですが，その文字盤と北海道の開拓農家で出会った人とが重なり，数年後に日本で初期のコミュニケーション・エイドを開発することになりました．

対象者は「チエちゃん」．チエちゃんは踵を使ってスイッチ操作をします．たとえば，文字盤のランプが順次移動しながら点灯していきますが，「おかあさん」の絵のランプが点灯したタイミングでスイッチ操作がされると，外部からの指示で目的の音声を再生する装置「レータ」（日本ビクター社）が，お母さんの声で「おかあさん」と再生します．そしてスライドプロジェクタには「お母さん」の写真が投影されます．この装置は，その後小型化し，STによる重度の脳性まひの方たちの言語訓練の一環として使われました．

当時，パソコン（パーソナル・コンピュータ）はまだありませんでした．

壁一面の大きさぐらいの米国製研究用ミニ・コンピュータを使ってコミュニケーション・エイドを開発しました．現在では，パソコンで日本語を当たり前に表示することができますが，当時は50音フォントやカタカナフォントすらありませんでした．正月休みを使ってカタカナフォントを1文字1文字作成しました．

この後，ようやくAppleⅡが米国から輸入され，二人のスティーブ，スティーブ・ジョブズとスティーブ・ウォズニアックも二人とも20歳代でしたが間近で見ました．技術が目まぐるしく変革していく時代でした．

上村さんと出会ったのはそれから3年間ほど経ってからでした．

自分にもできることがある，というのが原点

私の原点は，北海道の開拓農家で横たわっていた脳性まひの人に蜜柑をあげた瞬間です．私の専門はコミュニケーション・エイドですが，私は元来，人とのコミュニケーションが苦手な人間です．幼い頃から人形師をしていた母親の横にちょこんと座って，母親が作ってくれた「まりちゃん」という人形と一緒に遊んでいました．同じ年頃の男の子はチャンバラごっこをしているのに，なんて情けない．

今でもコミュニケーションが苦手です．私は大学の先生ですから，数百人を前に講義をしますが，学期はじめの最初の授業では口が渇くほど，緊張します．

しかし，「自分にはこの学生さんたちに伝えるべき何かがある」と感じるとき，少しずつ緊張がほぐれていくのを感じます．つまり，自分の中に役割意識が生まれることで，コミュニケーションの困難さ，上手い下手を超えて，自分なりの表現ができるようになったということです．
　私は研究一筋の人間ではありません．ずっと臨床をやってきましたが，そんなに立派でもない．自分の役割がそこにあると感じただけです．自分でもできることがある，それだけです．小さい頃の私は人形遊びばかりしていて，あまり役に立つ人間ではなかった．私が公園に行っても，背が低いので皆にいじめられたりするのです．かけっこでもとにかく遅い．みんながゴールしているのに，私は最後だからみんなに拍手で迎えられる．だから，上村さん，亡くなったチエちゃん，いろいろな人たちに出会って，私はようやく自分の意味を与えられたように思った．自分に役割があれば生きていけるのだと思いました．
　このことは障がいがある人においても同様だと思います．ただ，しゃべれるようになるのではなく，何かを伝えたいという思い，役割意識をかきたてることこそ大事ではないかと思うのです．

役割をなくした人間が生きる手がかりは，「人と人のつながり」

　2016年6月上旬に私は悪性リンパ腫に罹り，最低6か月間におよぶ抗がん剤治療が必要になることがわかりました．大学における講義，ゼミ指導，外部からの講師依頼など，すべて他の方に代わってもらい，今は入院して抗がん剤治療に専念しています．そうしたら「役割」がなくなってしまいました．自分の役割が何かわからなくなりました．もちろん「家族のために」というのはあるかもしれません．けれど「家族のために」だけでは人間は生きていけない．「役割」をなくしたことで，自分が生きていく意味を見出せなくなったのです．
　血液内科の病棟では，多くの人が自分の世界に閉じこもり，ご自分の病と黙々と闘っておられます．病棟ですれ違っても，挨拶を交わすことはめったにないです．あるとき，洗面所で出会った高齢の男性とはじめて挨拶を交わしました．その方は，歯を磨きながら，「病室にいても，生きている気がしないのです．ここへ来ると，誰かと話ができるような気がして」とおっしゃいました．それからの私の日課は，この高齢の男

性と一緒に歯を磨きながら，会話をすることです．

　この経験を通してわかったのは，生きていく手がかりというのは，人とつながることだということ．自分の自己満足，美味しいものを食べたとか，気持ち良かったとか，そういうこともあるかもしれませんが，人はそれだけでは生きていけません．誰かとつながって「おはよう」「おはようございます」と言い合う，それこそ，今の自分が生きている意味，つまり人と人のつながりが感じられることこそ日々生きることの原動力につながるという，当たり前のことに気づかされました．

　だから役割を求めてしまうのは，人によってはあまりにもきつすぎる，と思ったのです．役割を感じることが生きがいに感じる，そう思える人がいる，自分自身がそうでした．誰かが，自分にも意味がある，ということを言っていました．でも，それはすごく偉そうなことかもしれない．もっとベースなところに戻ると，人と人がつながっているから，生きているうれしさ，喜び，悲しみがある，それだから人間なのではないかと思います．

　私とこの高齢男性が話すのはほんの数分間です．でもそれが「人が生きる糧」になる．

　今から20年間ほど前のことですが，国立療養所南九州病院（当時の名称）に入院中の轟木敏秀さんに電動ミラーを開発したことがあります．彼は人工呼吸器を装着し，1日中ベッド上で仰臥位姿勢（あおむけ状態）で過ごしていました．ベッドに仰向けで寝ていると，病院の天井しか見えないのです．そこで，電動ミラーを1個のスイッチのオン・オフだけで左右，上下に振ることができるようにしました．轟木さんが初めて電動ミラーを操作した日，鏡に映った周りの人たちを見て「皆と一緒に生きている実感がする」と語りました．轟木さんは「見える」ことで，人とのつながりを感じられたのだと思います．

　人と人の関係性をつなぐこと，これが今の私にとって大事なテーマです．

利用者への「同情」と「共感」の狭間で

　名古屋の労災義肢センターに勤務しはじめたころ，所長の土屋先生と会話する中で，何度か「君は利用者さんへの同情から仕事をしていない

か」という問いかけを受けました．「そんなことは一切ありません」と問われるたびに答えました．でも今から考えると，当時の自分はすべてそう言い切れるか疑問に感じることがあります．「同情からでは利用者さんの本当のニーズを見失う」と警告してくれたのだと思います．

　同情と共感は一見すると似たように見えますが，支援の世界ではまったく異なった様相を示します．相手の状況を見ていて，自分の立ち位置を変えることなく，「大変ですね」「お気の毒ですね」というのが同情です．なかには「同情なんてしてほしくない」と怒られることさえあります．
　一方，同感はどうでしょう．相手が感じたことに「私も同感です」と言うことがあります．これは相手と自分の「価値観が同じ」場合に言えます．
　さらに，「共感」は，自分の立ち位置を離れて相手の立場から見て「あなたのおっしゃること，ここから見ればとてもよく理解することができます」．ただし，両者の価値観は異なっていても構いません．あくまでも相手の立場に立って見える世界が支援の原点になります．
　たとえば，上村さんが必要と思うものは必ずしも私に必要なものではありません．上村さんが買った電子ペンを見て，私は「何でこんなの買ったのだろう？　私だったら買わないのに」と思うこともあります．価値観は異なって良いのです．当然それでいいのです．でも，上村さんにとって何が大事なのか，上村さんの視点に立てばわかることがある．「相手の視点に立つ」，それを教えてくれたのが，上村さんでした．そこには本人たちの言葉にならない言葉があるのです．
　しばしば学生さんから「同情はそんなにいけないものですか？」という質問を受けることがあります．同情は人の自然な心の動きです．だから，否定する必要はまったくないと考えます．ただし，適切な支援をするためには，「同情」を一歩乗り越え，「共感」することが欠かせません．

目指すべきは「ニーズ・オリエンティッド」な技術開発

　その後，横浜市で日本初の本格的な在宅訪問サービスが展開されたことを契機に，私は横浜市総合リハビリテーションセンターで15年間ほ

ど在宅訪問サービスに明け暮れました．その過程で上村さんとのやりとりの中で学んだこと，重要なのは従来の病院リハではなく，まさに在宅リハ，その人の生活全体を見ながら支援をしていくことだと痛感しました．

現在の福祉技術開発の多くは，ロボット技術応用に代表されるように技術先行型（ハードウェア・オリエンテッド）が中心となっています．つまり，素晴らしい要素技術があり，この技術をなんとかして福祉の世界に役立たせたいという技術者の思いです．この考え方自体，善意の気持ちからの発想であり，何ら問題が無いように思われますが，「同情」が根幹にあり「共感」には至っていません．すると「技術応用」が主目的になってしまい，障がい当事者の気持ちが置き去りにされながら技術開発が進められることがあります．結果的に，素晴らしい技術開発はできたにもかかわらず，ユーザー不在の機器になってしまうことが少なくありません．技術開発者は丹精込めて開発した機器を目の前にして「一生懸命に取り組んだのに，なぜ使ってくれないんだろう」という疑問をもちます．

これを避けるには，まずはユーザーの生活現場の状況をつぶさに観察し，ともに作業させてもらい，そこで得た知識や経験を開発物に反映させることです．同情ではなく共感の視点から，ユーザーが本当に必要な技術は何なのか，過去に開発・商品化されたシンプルな支援機器たちでも十分対応できるのではないか，時間をかけて検討してほしいのです．私が常日頃から心に抱いている思い，それは「技術は控えめに，ときに大胆に」です．

若い人たちはもっと「利用者さんから学んでほしい」

私は現在，大学で教鞭をとっていますが，最初は知識を伝えるだけで精一杯でした．しかし，あるとき，気づきました．知識は，図書館に行ったり，インターネットにアクセスすることで，ありとあらゆる情報にたどり着くことができる．大事なのは学生自らが気づき，考え，それを他者に伝えるチカラだと考えています．たとえそれが間違った考えだとしても，友達や指導してくださる先生とのやりとりの中で，徐々にバランスがとれた，つまり多方面から見た複数の考え方にたどり着けるよ

うに思います．教員の私としては，「教えようとしない，本人自らが気づけるように支援する」がモットーです．

　このことは支援の現場でも同様なことが言えます．セラピストが学校で学んだ知識をふりかざしても，決してうまくはいかないでしょう．個々の生活環境，人間関係，住宅周り，地域の社会資源を頭に入れながら，あとは「利用者さんから学ぼう」とする姿勢さえあれば，自ずと良い解決策へ導かれるものと信じています．答えは「利用者さんの中にあるのですから」．

（著者畠山卓朗氏は闘病中のところ2016年12月29日ご逝去されました．謹んで哀悼の誠を捧げます．編集部）

4 付録

上村数洋氏活動の記録 (受賞・発表・講演を除く)

1981年度（昭和56年）
　12月・受傷（交通事故により頸髄損傷　C-4／四肢完全麻痺になる）

1983年度（昭和58年）
　3月・転院（中部労災病院において泌尿器科の処置およびリハ訓練・指導開始）
　12月・ワープロ導入（東芝JW-1）／小型キーボード導入

1984年度（昭和59年）
　2月・ECS（環境制御装置）導入

1985年度（昭和60年）

1986年度（昭和61年）
　6月・パソコン（KBマウスエミュレーター）導入
　8月・日本リハビリテーション工学協会　発足
　　　第1回 リハ工学カンファレンス参加

1987年度（昭和62年）
　8月・第2回 日本リハ工学カンファレンス参加
　　　「日常生活の工夫と読書ページめくり機」開発

1989年度（平成元年）
　1月・医療専門月刊誌「作業療法ジャーナル」の表紙の絵（CG）担当開始
　11月・滋賀県　まちづくりネットワーク調査研究委員会
　　　「福祉分野におけるパソコン通信の活用」発表

1990年度（平成2年）
　1月・KBマウス・ハードバージョンの導入
　2月・岐阜県知事とテレビ対談
　　　テーマ「障害と共に生きる／夢ふくらむニュー福祉メディア」
　8月・『明日を創る―頸髄損傷者の生活の記録―』出版

1991年度（平成3年）
　10月・クロージング・ザ・ギャップ'91に参加　渡米
　10月・第4回 日米障害者会議（米・セントルイス）に出席
　　　「障害者と科学技術」発表

1993年度（平成5年）
　1月・「ADL岐阜」岐阜県重度障害者地域生活支援センター開設
　6月・「頸損連絡会・岐阜」設立
　　　第1回 懇親会並びに可児市福祉課との意見交流会開催

1994年度（平成6年）
　3月・岐阜県民生部障害福祉課「アートバンク事業」調査運営委員
　4月・県「夢そだて県政モニター」継続就任
　7月・可児市「住みよい福祉のまちづくり」モニター就任
　7月・可児市社会福祉協議会「福祉機器アドバイザー」
　10月・岐阜県「障害者アートバンク事業」調査研究員就任

1995年度（平成7年）
　3月・日本リハビリテーション工学協会　理事就任
　10月・可児市／「住みよい福祉のまちづくり」モニターに就任
　10月・全国頸髄損傷者連絡会・中部地区大会　開催
　　　「People firstふれあい講演会」「ミニ福祉機器展」
　11月・TBSテレビ「クイズ 悪魔のささやき」に応募・出演

獲得賞金で PC4 環境を整備／重度障害者のための自主研修拠点設置（可児市）

1996 年度（平成 8 年）
 7 月・中日新聞主催／知事と「福祉のまちづくり」について対談

1997 年度（平成 9 年）
 3 月・岐阜県マルチメディアソフトコンテストにおいて優秀賞受賞
   「可能性への挑戦」
 4 月・日本リハビリテーション工学協会　理事就任
 8 月・第 13 回 リハ工学カンファレンス　実行委員長　就任

1998 年度（平成 10 年）
 4 月・岐阜県マルチメディアソフトコンテスト　優秀賞受賞
   「翔」――陽光の中へ――
 4 月・岐阜県・バーチャルメディア工房支援事業　支援チーフ
 8 月・第 13 回 リハ工学カンファレンス　岐阜で開催（実行委員長）
   ＜特別シンポジウム＞（厚生・通商産業省ほか）
   「21 世紀に向けて　今，地球より」
   ――福祉社会における支援技術の役割について――パネリスト

1999 年度（平成 11 年）
 10 月・クロージング・ザギャップ・スタンフォード大学・CAT 視察のため　渡米

2000 年度（平成 12 年）
 3 月・第 1 回 日本リハビリテーション連携科学学会
   記念シンポジュウム・パネリスト
 5 月・全国頸髄損傷者連絡会の岐阜大会　開催（大会会長）
 5 月・岐阜県・北欧視察団団員としてスウェーデンへ渡欧
 7 月・ADL 岐阜　福祉工房「キッズドリーム」オープン
 8 月・第 15 回 日本リハ工学カンファレンスにて
   ＜ふれあいキッズシステムの開発＞発表
   ＜岐阜県における VM 工房支援事業の紹介＞発表
 10 月・岐阜県・住宅改造補助器具改良検討委員会委員に就任

2001 年度（平成 13 年）
 3 月・梶原岐阜県知事と TV 対談
 3 月・VM 工房第一回就労セミナー開催
 4 月・梶原知事・クリスチャンスワード（スウェーデン）と対談
 9 月・オーストラリア研修（福祉・リハ分野）

2002 年度（平成 14 年）
 4 月・Kid's Dream　アートフェスティバル協賛　ミニ講演会・ファッションショー開催

2003 年度（平成 15 年）
 7 月・Kid's Dream 2th. 福祉セミナー
   「障害を持つ人の生活力を高めるための支援とは」開催
 7 月・岐阜県研究機関外部評価委員会　委員
 10 月・Kid's Dream 3th. 福祉セミナー
   「自分らしく生きる道を拓くために」開催

2004 年度（平成 16 年）
 1 月・大阪大学 大学院 人間科学学科 授業　講師
 4 月・講演会開催　＜子どもが落ち着く保育空間の作り方＞
 8 月・特定非営利活動法人
   「バーチャルメディア工房ぎふ」設立，理事長　就任

2005年度（平成17年）

2006年度（平成18年）
　　5月・VM工房ぎふ　厚生労働大臣による「在宅就業支援団体」として登録うける
　　6月・厚生労働大臣による「障害者の在宅就業支援団体」登録（岐阜県第一号）

2007年度（平成19年）
　　11月・障害者の在宅就業普及促進を図るためのセミナーの開催
　　　　　「障害者雇用促進法の改正と在宅就労を考える」

2008年度（平成20年）
　　1月・在宅就業支援団体ネットワーク＜D-SOHO＞立ち上げ
　　11月・名古屋市立大学　大学院　医学部
　　　　　予防医学（社会医学パネルディスカッション）講師

2009年度（平成21年）
　　3月・『ブレイブ・ワーカーズ―働いて，つながって，世界を広げる仲間たち―』発行
　　8月・第32回　総合リハビリテーション研究大会
　　　　　「リハビリテーションと障害者の権利」パネリスト

2010年度（平成22年）
　　2月・「在宅で働くことを考えるについて」講師
　　8月・平成22年度「ぎふ地域子育て創生モデル事業」受託
　　　　　「重い障害をもつ幼児・児童ならびに父兄に対する
　　　　　QOL向上のための体験教室・研修会開催事業」スタート

2011年度（平成23年）
　　2月・「岐阜県における在宅就業の事例について」講師
　　3月・日本リハビリテーション連携科学学会　理事就任

2012年度（平成24年）
　　7月・「平成24年度　補装具等の適合・供給人材スキルアップ事業」（石川県）
　　　　　＝自立支援型サービスの視点を重視したプランニング実践研修＝　講師
　　9月・広島国際大学―総合リハビリテーション学部開設記念シンポジウム―
　　　　　「支援技術が支える高齢者・障がい者の当たり前の生活・社会参加」パネリスト

2013年度（平成25年）
　　7月・「平成25年度　補装具等の適合・供給人材スキルアップ事業」講師（石川県）

2014年度（平成26年）
　　2月・「在宅医療ケア研究会」（厚生労働省）における「在宅就労移行研究会」委員
　　3月・日本リハビリテーション連携科学学会　理事就任

2016年度（平成28年）
　　10月・国際医療福祉大学大学院
　　　　　（医療福祉ジャーナリズム特論「現場に学ぶ医療福祉倫理」）
　　　　　平成28年度後期　公開講座・講師
　　　　　生きた教科書「でんぐりがえしプロジェクト」
　　10月・岐阜県総合教育センター教育研修課「土曜ステップアップ講座」講師
　　11月・「第16回　東海北陸作業療法学会」
　　　　　大会特別企画シンポジウム
　　　　　「人の暮らし，生きることを創造し実践する臨床家とは」シンポジスト講師

頸損晩夏
―創りつづけた頸髄損傷 35 年の生活の記録

2017 年 11 月 25 日　第 1 版第 1 刷 ⓒ

著　　者	上村数洋（うえむらかずひろ）
発 行 人	三輪　敏
発 行 所	株式会社シービーアール
	東京都文京区本郷 3-32-6　〒113-0033
	☎(03)5840-7561（代）Fax(03)3816-5630
	E-mail／sales-info@cbr-pub.com
	ISBN 978-4-908083-22-8　C3047
	定価は裏表紙に表示
印 刷 製 本	三報社印刷株式会社
	ⓒ Kazuhiro Uemura 2017

本書の内容の無断複写・複製・転載は，著作権・出版権の侵害となることがありますのでご注意ください．

JCOPY ＜(社)出版者著作権管理機構　委託出版物＞
本書の無断複製は著作権法上での例外を除き禁じられています．複製される場合は，そのつど事前に，(社)出版者著作権管理機構（電話 03-3513-6969, FAX 03-3513-6979, e-mail: info@jcopy.or.jp）の許諾を得てください．